生きるための乳がん

あなたが決める　克服するための医療

リリー・ショックニー◉著
青木美保◉編訳

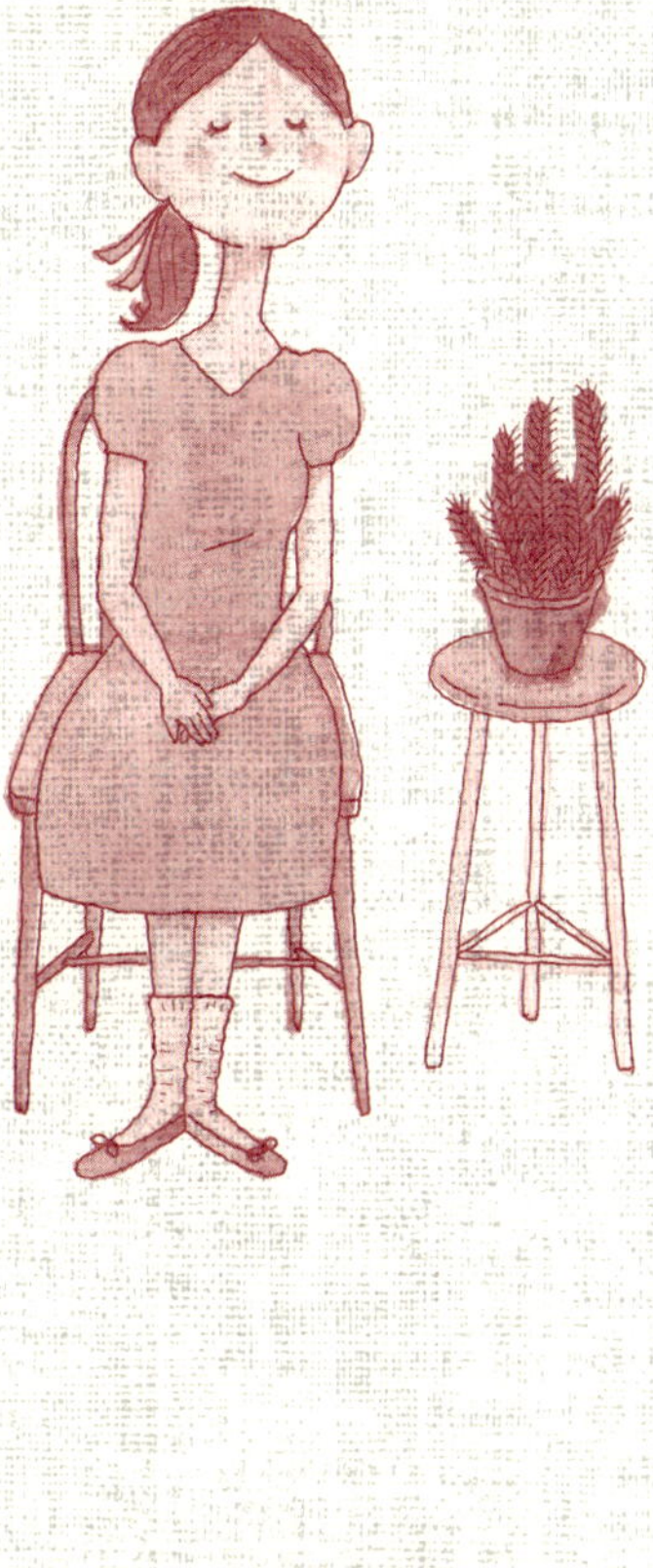

三一書房

NAVIGATING BREAST CANCER
by LILLIE SHOCKNEY

ORIGINAL ENGLISH LANGUAGE EDITION PUBLISHED BY
Jones and Bartlett Publishers,Inc.
40 Tall Pine Drive, Sudbury, MA 01776

◉原著まえがき

乳がんと診断されたときの正しい進路案内

リリー・ショックニー（ジョンズ・ホプキンス・エイボン基金・乳がんセンター所長）

そうですか、あなたはついこの間、乳がんと診断されたばかりなのですね。

でも、あなたは決して一人ではありません。これから先の長い治療の道程を一人きりで歩く必要もありません。いまアメリカには、乳がんサバイバー（乳がんと戦い、そして生き残った女性）が２００万人以上もいるのです。わたしもそのうちの一人です。

女性にとって最大の恐怖は、「あなたは乳がんです」という告知を聞くことではないでしょうか。実は、乳がんより心臓血管疾患と診断される女性のほうが多いのですが、乳がんと診断されるときほど、女性としての土台が揺らぎ、混乱することはないでしょう。瞬時に思考が停止し、自分の人生が自分の手から離れてしまったと感じることでしょう。

わたしは、38歳のとき（１９９２年）に乳がんと診断されました。しかし、乳がんを克服し、いまは同じ病気の仲間を助ける仕事をしています。わたしは乳がんになる前よりもずっと健康になり、人生のすばらしさを実感しています。

さて、あなたの話です。あなたが乳がんだと診断されたことは、あなたを愛する周囲の全員に影響するでしょう。彼らは、あなたが乳がんの犠牲者から乳がんのサバイバーに変わっていく過程で、重大な役割を果たします。

知識は力です。この本は、あなたに知識と力をもたらし、治療計画に自信を持って積極的に参加できるように、考えて作られています。乳がんの治療方法や、どのような治療の選択肢があるかが理解できれば、不安を減らし、人生とどう付き合っていくか、道が見えてくるはずです。

どんな状況にあっても、あなたがこの旅を始めてから旅の間中、そして旅が過去のものとなるまで、この本がこれからの人生の転換点に自ら立ち向かって行く助けになることをわたしは望んでいます。わたしも、あなたの仲間の一人であり、あなたを応援するチームの仲間です（もちろん、ピンクのポンポンを持って応援しています！）。

●乳がんサバイバーとは

「乳がんサバイバー」とは、乳がんとともに生き、克服し、乗り越えて生き続ける人、乳がんと診断されたすべての人を意味する言葉です。この言葉には、乳がんと診断されたときから人生の最後まで、単に長期生存ということだけではなく、乳がんの生存者であり続けるという意味が込められています。

乳がんサバイバーとは、肉体も精神も疲れ果てるような熾烈で容易ではない乳がんとの闘いの結果、生き残ることを勝ち取った人たちなのです。

◉日本語版へのまえがき

乳がん治療は生まれ変わるプロセス

リリー・ショックニー

この本の原著者として、遠く離れた日本の女性たちとその内容をわかち合えることに大変感激しています。

文化や国民性、人種が何であるかに関係なく、「あなたは乳がんです」という言葉を聞くことほど、すべての人が恐れおののくことはありません。この本を読んでいるあなた自身も、最近この言葉を聞いたことでしょう。この本が、あなたが決断し治療という克服への旅を続けるために、灯台の光のように、あなたの道案内として役立つことを望んでいます。

日本語版には、原著に加えて、さらに編訳者の個人的な体験に基づく情報や日本の医療の情報が追加されています。これは、それぞれの治療の段階で、おそらくこのような考えや感情が起こるかもしれないと心構えをする直接的な助けになるでしょう。

今日、乳がんと診断される大多数の女性は、私のように長期的にサバイバーとして生き続けることができます。あなたがこの大多数のサバイバーに加わることと、乳がん治療後のあなたの人生が、以前にもまして満たされたものになることを願っています。また乳がんの体験が、できる限りあなたにとって肉体的にも精神的にもダメージを与えないものであってほしいものです。

それぞれの章は、あなたに起こると予想される決断や治療の順になっています。これらの治療のうち、一部の治療のみだけでいい人もいれば、すべての治療が必要な人もいるでしょう。治療の最初から最後まで、平均的に9カ月はかかります。これは女性が妊娠して出産するまでと同じ期間です。ですから、乳がんの治療を「生まれ変わること」と考えてみましょう。あなたは乳がんサバイバーとして生まれ変わるのです。

穏やかな治療の旅を通して、すべての読者のみなさんが良くなることを祈っています。

All the best!

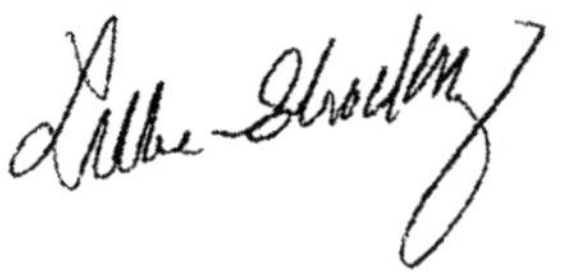

◉編訳者のまえがき

自ら治療に参加して選び取ってほしい

青木美保（ウィメンズ・キャンサー・ファイター・サポート）

わたしが乳がんと診断されたのは、40歳のときでした。その後、約半年間の化学療法、約2カ月間の放射線療法、現在も2年以上の進行形でホルモン療法を続けています。そう、わたし自身もこの本の著者リリー・ショックニーさんと同様、乳がんサバイバーの一人なのです。

わたしは乳がんの治療を通して、乳がんと診断される前よりも健康的になり、前向きな自分になり、人生を楽しんでいることを実感しています。乳がんと診断されたみなさんにも、治療後にぜひともそのように感じてもらえたらと願い、この本を翻訳しました。

ジョンズ・ホプキンス・エイボン基金乳がんセンター（ブレストセンター）を見学する機会を得て、リリー・ショックニーさんのこのすばらしい本に出会ったとき、日本の乳がんの女性たちにもこの本を紹介したいと強く思いました。知識という力を得て、乳がんの治療をやり通せば、誰でも1冊の辞書が書けるようになるくらいだとリリーさんは述べています。医療のことはわからないと、最初から医師にまるごとお任せするのではなく、自分のいのちにかかわることなのですから、自ら参加して選び取ってほしいと心から願っています。

この本で学び、情報を得ることによって、あなたはきっと自分のいのちをあずける病院や医師、治療法を自分でしっかり選び取ることができるようになります。また、学んでいるうちにわからないことが出てきても、自分で調べられるようになります。乳がんの治療には、あなたが参加することが大事なのです。

この本の訳出に際して、日本の乳がん治療の現状に合わせて、原著に追加や修正が必要だとリリーさんに率直に相談してみたところ、快くご了解いただきました。そこで、原著の随所に大幅に文章を追加・修正しました。その部分は原文の訳文と区別しないで、1冊の本として自然な流れで読んで理解していただけるようにしました。また、乳がん治療のそれぞれの段階でわたし自身が経験したことや考え方、また医師にはあまり重要視されていない脱毛やウィッグ（かつら）のことなど、少しでも乳がんのみなさんの悩みに答えられるような具体的で細心の情報を「わたしの体験から」というコーナーで随時ご紹介しています。

『乳がん手帳』は、重要な診断結果を医師に聞くときに役立ち、そのまま医師に渡して、書き込んでもらってもいいようになっています。ぜひご活用いただきたいと思います。

乳がんと診断されても、どうか希望を失わず、勇気を持ってご一緒に前に進みましょう。みなさんが乳がん治療の旅を一歩一歩前進する上で、この本が少しでも手助けとなれば幸いに思います。

◉推薦の辞

医療者の立場ではなくサバイバーの視点で

田口淳一（東京ミッドタウンクリニック院長）

これは、本当にすばらしい本です。

私は縁あって18年連続で"US News"誌の病院評価の全米第一位を維持しているジョンズ・ホプキンス大学病院と臨床提携する東京ミッドタウンクリニックを開設する際に、著者のリリー・ショックニーさんのすばらしい講演を伺ったことがあります。そして、リリーさんがみんなから敬愛されていることを知りました。リリーさんは乳がん学術書も出版する医学者ですが、この本は乳がんサバイバーとしての立場から同朋を導くために書かれました。

この本の編訳者の青木美保さんは、私の前職の同僚で、もともと保健指導に人一倍熱心な方です。後に青木さんが乳がんサバイバーであることを伺い、ジョンズ・ホプキンス大学のブレストセンターをご紹介しました。その後ご自分でブレストセンターに見学に行かれ、スタッフメンバー及びこの本と出会い、運命的な共鳴で、この本を翻訳されることになりました。青木さんは翻訳を進めるとともに、再度大変に勉強され、同じ悩みを持ち混迷の中にいる女性の進路案内（ナビゲーション）のために立ち上がったわけです。

この本からは乳がん治療の各側面を総合的に、外に立つ医療者の立場ではなく、自ら努力するサバイバーの視点で一歩一歩進みながら書くという熱意が伝わります。

リリー・ショックニーさんの本文に青木さんの解説が、うまく入ってすばらしいハーモニーを奏で、まさに読んでいる人に本当の生きる力を与えてくれる本であると思います。

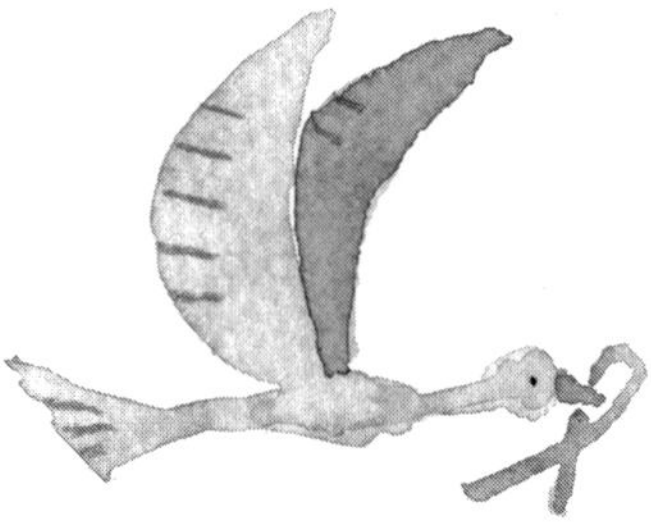

生きるための乳がん

あなたが決める
克服するための医療

目次

第9章 乳がんの再建手術とパートナーとの関係——109

第 I 部

乳がんは克服できる。さあ、始めよう!

乳がんは、いまでは克服できるがんになっています。克服するためには、知識という力を得ることが重要です。最善の診断や治療を受けるための病院や医師を捜すポイント、正しい診断につながる検査方法やその結果の見かたなど、患者さんが知っておくべき重要な情報について学び始めましょう。

第1章 決断を下す過程

わたしの頭の中は、「乳がん」という言葉でいっぱい

最初に乳がんと診断されたとき、わたしはその事実に完全に圧倒されていました。自分の人生というビデオテープをゆっくり巻き戻して過去を振り返りたいのか、それとも、治療がうまくいったかいかなかったのかという未来を早く知るために、早送りして見たいのかがわからないぐらい、混乱していたのです。

ちょうど家族の友人に、40年も前に乳がんを患った経験のある女性がいました。バーサという名の彼女は、賢明で信頼できるすばらしい助言者となってくれまし

た。

バーサが乳がんになったのは、治療薬が少ししかなかった頃です。余命5カ月以下という最悪の告知にもかかわらず、彼女は人生の賭けに勝ちました。

そしてわたしに、良い治療を受けること、前向きな姿勢で生きること、多くの人から助けてもらうこと、免疫力を高めるために毎日よく笑うこと、人生の新しい目標を見つけること……、これらがいかに重要かを教えてくれました。彼女の最初の目標は、主治医に食い下がってとにかく生き延びることでした。そして、彼女はそれをやり遂げたのです！　なんと21年以上も。

おかげで、わたしもがん専門看護師として30年、また**ジョンズ・ホプキンス・エイボン基金乳がんセンター（ブレストセンター）**の所長として、職業的にも個人的にも、新たに乳がんになった人たちの治療を助けることに人生のすべてを捧げてきました。もちろん、どの患者さんも同じではありません。乳がんに関する理解度、決断のためのサポート方法、現実に対処するための心構えなどは、どれもみな人それぞれです。しかしいずれにせよ、わたしは患者代表として、また健康管理のプロとして、すべての人に最善の結果を望んでいます。

数年後、**エイボン・ウォーク**のようなイベントの場で、乳がんを生き延び克服した女性たちとともに、そのことを祝いたいと思います。

▼**ジョンズ・ホプキンス乳がんセンター（ブレストセンター）**

アメリカの"US News & World Report"誌の全米ベストホスピタルランキングで18年連続1位の実績を持つジョンズ・ホプキンス病院の一部である乳がん専門病院。〈http://www.hopkinsbreastcenter.org/〉

▼**エイボン・ウォーク**

グローバルな化粧品会社エイボンは、2005年より「乳がん早期発見のための世界エイボンウォーク」というイベントを、世界40カ国以上で行い、世界各地の乳がん早期発見の啓発活動を行っています。〈http://www.avon.co.jp/〉

体験前、乳がんはもっとも恐ろしい病気だと思っていた

女性にとって、乳がんはもっとも恐ろしい病気です。多くの女性は乳房《にゅうぼう》や髪、そしてもちろん、いのちまでも失うのではないかと恐れています。乳がんは、女性らしさを失うことを強く連想させるものだからです。

乳がんを克服したか否かを問わず、その人がそれまでにどんな乳がん患者に接したことがあるかという経験が、この病気の印象と克服する能力に大きく影響します。幸運なことに、科学は大変な速さで進んでいます。乳がんの診断や治療の分野でも、新たな発見が続いていることを心に留めておきましょう。もしあなたが10年以上前に治療を受けた人とお知り合いなら、その治療方針は今日とはまったく違います。いまでは、治療による身体的負担は以前にもまして小さくなっていることをわかっておいてください。

日本では、現在約4万人が乳がんを告知されていますが、そのうちまさに85%もの人が克服しています。乳がんは治るがんだといわれています。この本は、サバイバーになるための本なのです。

良い医療は、十分な告知を受けることから始まる

がん告知は当然のことになりつつあります。乳がんとわかったあと、あなたの

意思を尊重した納得できる医療を受けるには、まず、現在のがんの進行度や今後予想される病状も含めた十分な説明（告知）を医師から受けることが必要です。自分の病状を正確に認識することにより、どんな治療を選択するか、将来どのような生活を送りたいか、またどんな情報が必要かなどを、あなた自身が自ら選択できるようになります。そして、医師におまかせするだけの一方通行ではない医療を受けることができるようになるのです。

そして同時に、あなたは、自らの治療や生き方を選択する覚悟が必要になります。事実から目をそらしていては、それを乗り越える方法を探すことはできません。事実を知ることは苦しみを伴いますが、それは苦しみから解放される道のりの始まりなのです。

しかし、事実を知らされて辛い思いをする以上に、事実を知らされずに自分の生き方を自分で決める機会を奪われることのほうが、よほど辛いことです。がんという辛い試練も、家族や周囲の人の支えがあれば、きっと乗り越えられます。家族や医師に必要なのは、本人の意思を尊重し、事実にまっすぐに向き合う態度であり、表面だけの優しさではありません。この本では、家族や周囲の人が患者さんをサポートするために必要なことも述べていきます。

知識は生きる力になる

あなたが自分の人生をコントロールし、自らの手に取り戻す効果的な方法――。それはあなたが乳がんという病気や治療についての知識と力を持つことです。それは、あなたの健康を取り戻すことにもつながります。知識は力です。知識があれば、あなたが将来の決断を下すときにも役立ちます。知識があれば、病気や最近の治療に関して、自分自身にもあなたが愛する人たちにも役立つ多くの情報を入手できます。知識や情報を得た人が、それだけ良い医療を受けることができるのです。

治療を開始する前は、医療チームのスタッフとたくさん話し、遠慮しないでよく質問しましょう。家族や友人からの助言は大変役立つ一方で、あなたのストレスを増やしかねません。そんなときは、医療専門家チーム（医師、看護師、ソーシャルワーカー、カウンセラー）を頼りましょう。彼らは経験豊富です。あなたの乳がん治療にもっとも有効な情報や選択肢をアドバイスしてくれるでしょう。

病気に関するすぐれた知識とは、情報が正しく、自分の状態に合ったものであることです。乳がんの診断と治療に関する分野は、近年大幅に進歩しています。自分の状況に合ったできるだけ幅広い情報を集めれば、それだけ、判断材料が豊富になります。その中から自分に必要な情報を絞り込んでいきましょう。

まずは前向きになって、正しい情報を探しましょう

日本では、患者さんは医師や看護師とゆっくり話す時間的余裕があまりありません。また、乳がんについての十分な資料が用意されている病院が多いとはいいがたいのが現状です。

そのため、みなさんは自分で情報を探すことが必要になります。正しい情報を得るためには、本やインターネット、医療関係者が主催している勉強会に参加するなどの方法があります。繰り返しますが、乳がんに関する診断と治療に関する分野は近年大幅に進歩しているので、出版物であれば発行年を確認しましょう。インターネットによる情報収集は、信頼できる公的機関や団体の公式サイトを活用するのがいいでしょう。

次に、乳がんについて最初に学んでおいたほうがいいポイントを挙げてみます。これを知れば、心が前向きな状態になるはずです。さあ、学び始めましょう。

乳がんの85%以上がサバイバーになる

あなたが回復する可能性は、大変高いのです。アメリカでは統計上、1年で乳がんと診断された85%以上もの女性が乳がんを克服し、全米で活躍する200万人以上のがんサバイバーメンバーに新たに加わることになるのです。がんが乳管

内だけに見つかり、早期診断・早期治療を行った患者さんには、「完治」という言葉さえ使えるのです。

国立がんセンターの統計によると、日本でも、**がんの中では乳がんの生存率が一番高く**、80％を超えています。

時はあなたを待ってくれる

ほとんどの場合、治療方法を簡単には決められません。かなり多くの女性が、まず医師を決めて、おおよその行動計画を決めるのに、数週間はかかります。あなたは乳がんと告知されたばかりで心配でしょうが、マンモグラフィー上１cm大のがんになるには、多くは数年かかります。もっとも効果的な決断を下すまで、時はあなたを待ってくれます。乳がんの場合、早い決断だけが最善ではないのです。

わたしの体験から

わたしは3週間

わたし（青木美保・編訳者）は、確定診断がついてから3週間かけて、最終的な治療方法を決断しました。

そのとき乳がんは４cm以上になっていましたが、それでもその後の治療によりがんは消失しました。どの病院のどの医師のもとで、どんな治療を

▼がんの中では乳がんの生存率が一番高い
国立がんセンター「がん生存率データ（女性）１９９３年～１９９６年」〈http://ganjoho.ncc.go.jp/public/statistics/pub/update.html〉

▼わたしの体験から
編訳者であるわたし（青木美保）自身も乳がんのサバイバーです。日本の読者のみなさんに参考になるようなことを、わたしの体験から随時お話ししていきます。

受けるかという選択に3週間かけても、治療は間に合いました。

乳がんについて最近わかってきた事実

そのほか、乳がんの研究で最近わかってきたことを挙げてみます。

- **80%以上の女性は乳房温存術《にゅうぼうおんぞんじゅつ》**の対象ですから、乳がんだからといって、乳房を失うとは限りません。
- 治療中、もしくは治療後に心の支えを助け求めた女性は、そうしなかった女性よりも**生存率が高い**のです。
- 一般的に、診断が早いほど、より少ない治療で、長期生存できます。
- 化学療法や放射線療法などの**補助療法**による副作用は、その対策となる薬を使えば、最小限に押さえられます。
- 多くの女性が、乳がんと診断された後のほうが、その前よりも満たされていると感じると報告されています。
- 乳がんと診断されたおよそ12%の女性には、**家族歴**があります。
- 大半の女性は、治療期間中も仕事を続けるなど、日常生活の中で自分の活動を続けています。

▼乳房温存術
第8章参照。

▼80%以上の女性は乳房温存療法
ジョンズ・ホプキンス大学の研究結果による。

▼生存率が高い
スタンフォード大学の研究結果による。

▼補助療法
アジュバント療法ともいう。第Ⅲ部参照。

▼家族歴
第18章参照。

治療方法は一人ひとり異なる

すべての患者さんにすべての種類の治療が必要なわけではありません。外科手術のみの患者さんもいれば、外科手術と放射線療法のみの患者さんもいますし、化学療法や分子標的療法、ホルモン療法などが必要な患者さんもいます。これらの治療法は、総じて補助療法といいます。

手術で完全にがんが取りきれたと考えられる場合でも、顕微鏡レベルでがん細胞が全身に残っている可能性があるので、手術を補い、がんの再発を防ぐために行います。

かつてもっとも一般的だった治療の流れは、まず外科手術、その後化学療法、放射線療法、分子標的療法、ホルモン療法という順でしたが、いまは方針が大きく変わってきています。化学療法を先に行ったあとで外科手術を行い、その後に別の補助療法を行う方法も一般的になってきています。これを、**術前化学療法（ネオアジュバント療法）**と呼びます。これは、手術前にがんの大きさや拡がりを小さくして、乳房温存術が行えるようにしたり、顕微鏡レベルで全身に残っているがん細胞を抑えたりする目的で行われます。何が適しているかは、状況により異なります。

▼術前化学療法（ネオアジュバント療法）
P153～154参照。

経験豊富な病院を選ぶこと

ノースウェスタン大学の最近の研究によると、乳がんの患者さんの数が比較的多い施設に通った女性のほうが、よりよい臨床結果と生存率が得られることがわかっています。ですから、可能な限り、乳がん治療に特化した施設や医療チームを探すべきです。

誰かと一緒に行き、録音やメモをとる

とくに初めて診断結果を聞きに行くとき、あなたが信頼する人と一緒に病院に行くほうが賢明です。二人で見聞きするほうが、一人よりも安心できます。**診察や治療に関する大切な内容**は、メモをしたり、録音するためのテープレコーダーを持参する習慣をつけましょう。この小さな機械は、あなたがストレスを感じているときにありがたいものです。誤って解釈してしまった情報や状況などを思い出すのは、容易ではないのですから。

▼**診断や治療に関する大切な内容**
医師から告げられた検査結果や診断結果、治療に関する内容をあなたがきちんと理解する手助けとして、この本についている『乳がん手帳』をぜひ活用してください。

わたしの体験から

わたしは夫と行きました

初めて確定診断を聞きに行ったとき、わたしは夫と一緒に行きました。主治医から、家族と聞きに来るように事前に勧められていたからです。医

療スタッフがこのようなアドバイスを患者さんにすることは、とても良いことだと思いました。

診察室に入るときは、いつもメモとペンを用意して、主治医の話を記録しながら聞きました。わからない言葉はその場で質問するようにし、その場で書ききれなかったことは、診察室を出たあとすぐにメモしました。自ら進んでメモを取ることは、自分自身の病状や治療の経過を知り、納得して治療を受けることにつながったと思います。

医師は、つい専門用語を使ってしまいます。すると、患者さんの勝手な思い込みにより誤った理解をしてしまうことがよくあります。わかったつもりにならないようにしましょう。専門用語であっても、正しい綴りや表現がわかれば、帰宅後に自分で調べることもできます。わからない専門用語は必ず聞き直しましょう。それは、医師にわかりやすい説明を促すことにもつながります。

あなたもチームの一員。積極的に参加しよう

医者は、患者さんが質問をしてくれるのほうが良いと感じるものです。治療を受ける人自身から質問してくれたほうが良いのです。あなたの愛する人がそばにいて支えてくれて、質問までしてくれれば、さらによい話し合いにつながります。

あなた自身も、患者として治療チームの一員なのです。治療計画には、あなたも一緒に参加したほうがよく、医師たちが計画してくれるのを待つだけの受身でいてはいけません。あなた自身が参加して決定することが重要だということを、覚えておいてください。

あなたの生活や立場を、医師や看護師に知らせる

また、あなたがどんな立場でどんな人なのかを、医師や看護師に知らせましょう。あなたは乳がんの患者というだけではなく、母親であり、人生経験や社会経験のある女性であり、ガールスカウトのリーダーであり、日曜学校の先生であり、妻であり、登山家であり、**タイプA性格**であり、心配性の人でもあるのだと。あなたに一番合った治療計画を作るために、主治医はあなたの全体像を知る必要があります。あなたはただ患者というだけではないのです。人生そのものを生きている、一人の人間なのです。

▼タイプA性格
M・フリードマンとR・Hローゼンマンという心臓学者による行動パターンの分類の1つ。競争心の強い負けず嫌い、仕事への熱中度が高い、時間に切迫感を感じやすいなどの行動パターンを持つタイプ。

わたしの体験から

小さなコミュニケーションから始めましょう

診察のときは、必ずしも自分の気分が優れているとは限りません。自分の気分や体調にかかわらず自分からあいさつをし、帰りには「ありがとうございました」とお礼をいうようにしていました。あたりまえのようです

が、コミュニケーションの基本はあいさつと笑顔です。診察のときは、できるだけ気分良く臨むように心がけました。健康診断の結果なども自分から進んで報告するなど、一方通行でない関係を作る努力をしました。

わたしの主治医はとても明るい雰囲気の人で、診察や治療のときにはいつも自分からよくあいさつしてくれました。廊下ですれちがってもよく声をかけてくれました。このような小さなコミュニケーションにより、わたしからも話しやすくなり、雑談もできるようになりました。主治医に会うと気分が和み、病院で乳がんの診察や治療を受けているという暗い気分を忘れさせてくれました。医師は、患者さんが話しやすい雰囲気作りに自ら努めることも大事だと感じました。

医療記録のコピーをもらう

がんの組織検査（病理検査）の結果やマンモグラフィー、超音波やCTスキャン、ＭＲＩなどの画像検査の診断結果、手術記録、血液検査の結果など、病院で受けたすべての検査記録についてコピーを依頼しましょう。

あなたが自分の乳がんの状態を理解するのに役立ちますし、これらの情報があれば、医師から勧められるかもしれない今後の治療について、自分で調べることも可能になります。コピーは、その都度もらいましょう。検査や治療が進み、データが多くなると、あとで探し出すのがそれだけ大変になります。

希望を持って、がんに立ち向かいましょう

がんに正面から立ち向かい、希望を失わなかった人は、そうでない人と比べて生存率が高くなることが、2000年のアメリカのボルチモアでのがん心理療法の研究などで示唆されています。

また、孤立感や絶望感、抑うつが強い女性は、そうでない場合よりも生存率が低下するとイギリスの医学雑誌『ランセット』に掲載されています（99年）。

わたしの体験から

日記をつけました

乳がんと診断される前から、わたしはほぼ毎日のように日記をつけていました。日々の行動記録だけでなく、自分の気持ちもありのままに書いていました。乳がんの治療では微妙で難しい問題が起こることもあり、人には話しにくいこともあります。日記を書くことによって、思い詰めて収拾がつかない気持ち、うつ傾向に陥りがちな気持ちなどを発散できて、気持ちが楽になりました。また、日記は自分の治療が進んでいる行動記録にもなります。自分が前に進んでいることを確認する助けになります。気持ちや思考を整理整頓し、自分自身と向き合うことにとても役立ったと思いま

す。

乳がんになったとわかってから、その事実のために意欲が低下し、治療の副作用も重なって体調や気分の変動が大きくなり、治療前に普通にできていたことも思い通りにこなせないことがありました。それまでと同じように家事や仕事ができなくなることもあります。そんなとき、「できない」ことにばかり注目しないで、治療スケジュールをきちんとこなしているのだという事実に目を向けてほしいと思います。もちろん、治療を続けても、それまでと変わりなく日常生活を送ることができればすばらしいのですが、そうできないからといって、自分を責めないようにしましょう。治療を着実に続けていること、それだけでも大したものです。一歩一歩確実に前に進んでいるのだと、自分に自信を持ちましょう。

最近ボストン・チャンネルのニュースキャスター、**ケリー・トゥティル**（Kelley Tuthill）さんが、**ステージ**Ⅲ期の乳がんと診断され、手術、化学療法、放射線療法を受けました。その間の体験をすべてビデオにとりウェブサイトに公開しています。英語ですが、体験者の視点で大変に貴重なものです。ぜひ参考にしてください。

▼ケリー・トゥティル
ウェブサイトは〈http://www.thebostonchannel.com/kelleys-story/index.html〉

▼ステージ
がんの進行度を示す数字。0～Ⅳ期まで分類され、数字が大きいほどがんが進行していることを表します。P46～52参照。

第2章

最初に医者に何を聞けばいいのか

受診の予約を早く取ろう

乳がんとわかったら、できるだけ早く受診の予約を取りたいですよね。緊急事態だからというだけでなく、何か行動を起こすまでは、人生が自分の手から離れてしまったと感じ、不安定で、非常に居心地が悪いものです。乳腺外科医の診察を受けて答えをもらうまでは、不安とストレスは続きます。

この先どうなるかわからないという恐怖は、最悪です。たとえ悪い結果でも、あなたにとってもっとも良い治療を選択してくれる医師に診てもらえることがわかれば、安心できるでしょう。

欧米にある乳がん専門病院ブレストセンターはこのことをよく知っているので、あなたの電話もしくは医師の紹介があったあと、48時間以内の診察の予約を取ってくれるはずです。日本の一般的な病院は、予約制ではありませんので、早いうちに受診するようにしましょう。

最初に何を聞くか

納得のいく治療を受けるためには、医師に質問したいことを明らかにしておくことが大切です。でも、最初の受診時に、それを全部覚えていることは難しいものです。また、検査や診断などの医療記録のコピーをもらうことをお勧めしましたが、これらの医療の記録は本来、患者さん自身が知っておくべき情報が多いにもかかわらず、専門用語や英語での表現が多すぎて、本当にわかりにくくなっています。これは、これらの医療記録が、患者さんの手元に行くことを想定して作られていないからです。患者さんも医療チームの一員であるなら、医療記録は一般の人にもわかりやすい表現に変えるべきでしょう。

ですから、この本に添付してある『乳がん手帳』で挙げたような質問リストを見ながら、ひとつひとつ医師に尋ねるといいでしょう。うまく聞けないようなら、質問リストを医師に見せてもいいのです。

質問項目は、あなたの乳がんの種類や状態、進行具合や治療方法、治療中や治療後のことなど多岐にわたっています。

いまの段階ではまだ難しいこともたくさんあるでしょうが、この本で勉強してから参照すれば理解できるようになりますし、とても役立てていただけることと思います。

わたしの体験から

医師への質問をリストアップ

確定診断を聞きに行く前に、書籍やインターネットなどで乳がんについて勉強した中から、ここで挙げたような医師への質問事項をリストアップして、箇条書きにして準備しました。実際の話し合いの最中に、医師への質問を考えるような時間的・精神的な余裕はありません。また、その質問と答えを全部覚えていることは不可能です。

このリストは、当日大変役立ちました。内容を確認しながら医師に質問し、答えを紙に書き込みました。質問の終わったものにチェックを入れて、質問漏れがないように気を付けました。結果的に、自分が医師に確認したいことをすべて質問できました。十分話し合うことができた結果、納得して治療を始めることができましたし、医師への信頼も深まったと思います。

▼医師への質問

この本に添付されている『乳がん手帳』は、診断結果を医師に聞くときにそのまま役立ちます。また、診断や検査結果だけでなく、医師や病院についての質問、日常生活への影響などについての質問もリストアップしてあります。ぜひ活用してください。

妊娠や出産、遺伝などの微妙な質問

質問の中には、大変微妙で配慮を要し、話し合うには時間と誠実さを必要とするものがあります。たとえば、すぐに結婚しようと思っている人や、子どもがほしいと思っている人の場合などです。**乳がんと妊娠**の再発の問題に関しては、主治医に相談しましょう。しかし助言を望むなら、子どもを産みたいというあなたの願望について、詳しく主治医に話をしましょう。治療によっては、将来妊娠する能力にも影響するかもしれません。

また、あなたの子どもや姉妹、母親が、あなたの診断結果を受けて、自分も乳がんになるリスクが高いことがわかったという事実についても、微妙で配慮を要します。家族の乳がんリスクを減らすためには、どうすればいいでしょうか。愛する人が将来乳がんだと診断される可能性があるという不安と、どのようにつきあっていけばいいでしょうか。主治医は**遺伝子診断**を勧めるでしょうか。

こうしたことは、家族と話し合うと同時に、あなたの治療にあたるチームの人たちにも話して共有すべき問題です。幸いなことに、今日では以前にもましてより早期により正しく診断する方法が開発されています。高リスクの女性が乳がんになるリスクを減らす薬や治療法も開発されています。

▼乳がんと妊娠
P205〜209参照。

▼遺伝子診断
第18章参照。

答えのない質問にとらわれない

何が乳がんの原因だったのかを知りたがる患者さんもいます。でもこれについては、いま、ほとんどの人が明確な答えを得られないでしょう。原因を追及するために、いまからあなたの人生のすべてを並べ立てて解読することは、何の役にも立ちません。12歳以前に初潮があったとか、30歳以降に第一子を出産したとか、50歳以降に閉経したとか、第一親等が乳がんと診断されたとか、閉経後に太り気味であるとか……。いま必要なのは、過去をふり返ることではなく、前に進むことです。結局、**リスク要因をコントロール**することなどほとんどできないのですから。

▼**リスク要因をコントロール**
乳がんとわかったあなたが今後、再発や進行を防ぐためにコントロールできるのは、体重、喫煙、運動です。

第3章 乳がんの細胞や組織の検査（病理検査）

病理検査は治療方針を決めるために大変重要

医学の専門的な文章や医者から説明されたことが、最初はちんぷんかんぷんに聞こえるでしょう。でも、治療が終わる頃までには、あなたはきっと身につけた知識に自信を持って、多くの情報を活用できるようになるでしょう。人によっては、治療が終わる頃には、乳がんについての辞典が書けるぐらいまでになります。その第一歩として、まずはあなたの腫瘍《しゅよう》から採取した細胞や組織、分泌物などについて調べる**病理検査**から始めましょう。

▼**病理検査**
乳房から採取した細胞や組織もしくは分泌物などを顕微鏡で調べる検査の総称。

みなさんは、病理検査について、まだあまり考えが及ばないかもしれません。しかし、病理検査は乳がんかどうかを診断するため、また乳がんの種類や性質などを診断して今後の治療方針を立てるために、大変重要です。

病理検査は乳がんかどうかの診断に不可欠

マンモグラフィーや超音波検査などの画像診断で乳がんが疑われたら、乳がんが疑わしい乳房から細胞や組織もしくは分泌物などを採取して、顕微鏡で調べて、それが良性か悪性かを診断します。また、乳がん治療の開始前には、あなたの乳がんの種類や成長の速さ、がんの性質などについて情報を得るために、乳房から採取した組織を顕微鏡で調べます。

このように、乳房から採取した細胞や組織もしくは分泌物などを顕微鏡で調べることを総称して、病理検査といいます。

病理検査により、乳がんの全体像の一部が明らかになります。病理検査は、乳腺外科医、腫瘍内科医、放射線腫瘍医に、あなたの乳がんの治療方針を決めるために重要な情報を提供します。病理検査は、**病理学**の知識と技術のある**病理専門医**とそのための設備が整っていれば、受けることができます。

乳がんの病理検査には、乳房から少量の細胞を採って調べる細胞診と、もっと多くの細胞を含む組織を採って調べる組織診があります。

▼**病理学**
病気の発生の原因、発生の流れ、発生後の細胞レベルでの変化を解明し、確定診断を行うことを目的とする学問です。

▼**病理専門医**
日本病理学会が認定する病理診断を専門に行う医師。

また、組織診による小さな組織片よりも、**乳房温存術**や**乳房全摘術**などの外科手術で採取した乳がん腫瘍全体の大きな組織による病理検査を行うほうが、病理検査の結果がより正確になります。

病理検査の結果はいつわかるか

病理検査を受けたら、できるだけ早く結果を知りたいですよね。結果はいつわかるのか確認しましょう。日本では一般的に約1週間かかります。アメリカでは多くの施設が、**生検**《せいけん》の24時間以内に、あなたと主治医に結果を知らせることが可能です。早ければ早いほど、あなたにとって最善の治療を選択し計画を立てることが可能になります。

乳がんが疑われたらまず細胞診

乳がんかどうか疑われたら、一般的にはまず細胞診（穿刺《せんし》吸引細胞診）を行います。これは、しこりとして表面から容易に触知できる異常な腫瘤《しゅりゅう》に針を刺して細胞を採り、採取された細胞の中にがん細胞がないかどうか、病理専門医が顕微鏡で調べる検査です。細胞診は少量の細胞に基づく検査ですから、それだけで乳がんかどうかの確定診断はできません。マンモグラフィーや超音波検査などの画像検査の結果と併せて、総合的に判断されます。細い針をしこりに確実に刺すた

▼乳房温存術、乳房全摘術
第8章参照。

▼生検
乳房のしこりや組織に針を刺したり、外科的に切り取ったりする病理検査を生検またはバイオプシーともいいます。

めに、超音波でしこりの位置を確認しながら、細胞診を行うこともあります。通常の採血より細い針を使いますので、採血程度の軽い痛みしかなく、通常麻酔は使いません。

細胞診の結果の見かた

細胞診では、顕微鏡で細胞の変形の度合いを観察します。その細胞の変形の程度により、正常あるいは「良性」「鑑別困難」「悪性の疑い」「悪性」の4段階に分類されます。

従来、細胞診の結果は下記のⅠ～Ⅴの5つのクラスに分類されていました。しかし、後で詳しくお話しますが、乳がんの**ステージ**も0～Ⅳの分類で表され、大変紛らわしいのです。

そこで日本乳癌学会は、2004年6月から細胞診と組織診の結果をよりわかりやすい表現に変更することを推奨しています。まず細胞診を行ったあとに、十分な細胞が採取できているか、顕微鏡で観察するための細胞の標本はいい状態で作製されているかなどをチェックして、「**検体適正**」または「**検体不適正**」と判定します。その後、細胞診の結果は次のように分類されます。

▼ステージ
P46～52参照。

▼検体適正と検体不適正
検体適正とは、顕微鏡で細胞診の診断を行うために、十分な量の細胞が採取され、特殊な技術を持つ臨床検査技師の作成したスライド標本も良好な状態なことをいいます。逆に、十分な量の細胞が得られていなかったり、スライド標本の状態が良くないことを検体不適正といいます。

新しく推奨されている分類

- 正常あるいは良性――（クラスⅠ）
- 鑑別困難――（クラスⅡ、Ⅲａ）
- 悪性の疑い――（クラスⅢｂ、Ⅳ）
- 悪性――（クラスⅤ）

従来の分類

- クラスⅠ＝**異型**または異常細胞がない。
- クラスⅡ＝異型細胞があるが悪性所見がない。
- クラスⅢ＝細胞学的に悪性を疑うが確定的ではない。
- クラスⅢａ＝おそらく良性異形。
- クラスⅢｂ＝悪性を疑う。
- クラスⅣ＝細胞学的に強く悪性を疑う。
- クラスⅤ＝細胞学的に悪性が確定的である。

細胞診で悪性（従来の分類ではクラスⅤ）と診断され、マンモグラフィーや超音波検査などの画像検査の結果と一致する場合は、95％以上は乳がんです。そうなったら、その後の治療計画を立てるために、より詳しい組織診を行います。

▼異形細胞
光学顕微鏡で観察したときに、正常細胞とは細胞の形態が異なっている細胞。

細胞診は、高度な知識と経験を要します。細い針がしこりにうまくあたらず、関係ない場所の細胞を採ってしまう可能性もあります。そのため、細胞診は偽陽性（がんでないのにがんと診断される）や偽陰性（がんなのにがんでないと診断される）と判定されることが比較的多くあります。

細胞診の結果とマンモグラフィーや超音波検査などの画像検査の結果が一致しない場合、また細胞診の結果が「検体不適正」「鑑別困難」「悪性の疑い」の場合は、がんかどうか診断できません。これらの場合は、より詳しい組織診が必要です。

組織診は確定診断になる

組織診は、細胞診よりもさらに多くのまとまった組織を採り、顕微鏡で調べて、がんの種類や性質などを診断する検査です。細胞診よりも組織診のほうが、採取する細胞が多い分、より多くの情報が得られます。組織診では、がん細胞があるかどうかを確実に診断することができ、確定診断になります。

しこりが触れにくい場合、しこりが小さい場合、またしこりの中に細かくがん細胞が散らばっている場合など、正確に細胞が取れない場合は、より多くの組織を採る組織診を細胞診よりも先に行うことがあります。

組織診と画像検査を併せて治療方針を決める

少量の組織を調べる組織診だけで、すべての治療方針が決まるわけではありません。組織診の結果に加えて、マンモグラフィー、超音波検査、CTスキャン、もしたまたま受けているならば乳房MRIなど画像検査の結果と併せて診断することにより、あなたの乳がんの治療方針を決めることができるようになります。ですから、組織診の結果だけで、乳がんのステージや治療方針の詳細について、医師に多くを尋ねるにはまだ早いのです。

組織診の結果はいつわかる?

組織診の結果が出るまでには、約1週間かかります。欧米などの乳がん専門のブレストセンターでは、組織診の翌日には病理専門医から結果が返されます。

組織診の種類（針生検と外科的生検）と方法

組織診には、大きく分けて、しこりなどの病変に針を刺して細胞をかたまりで採取する針生検《はりせいけん》と外科的に切開する外科生検があります。今日では、組織診の90%以上を針生検で行います。

さらに針生検には、しこりの大きさによって、次で説明する**針生検（コアニー**

▼**針生検（コアニードル生検）**　経皮的針生検法《けいひてきはりせいけんほう》、CNBともいう。

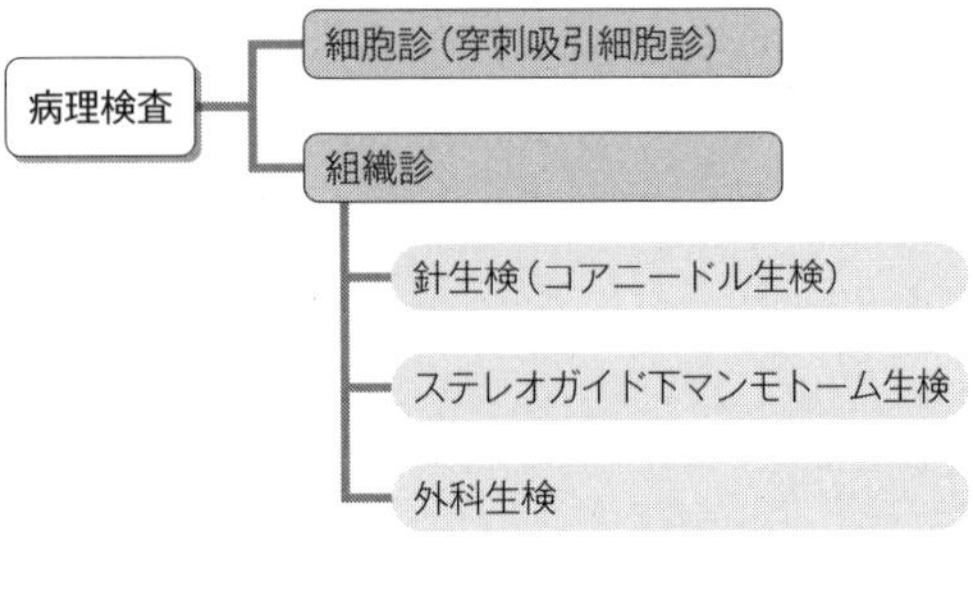

ドル生検）とステレオガイド下《か》穿《せん》刺《し》マンモトーム生検（ステレオガイド下穿刺吸引生検）の２つの方法があります。

●針生検（コアニードル生検、ＣＮＢ）

超音波でしっかり観察できて、しこりとして手で触れることができる異常な腫瘤の場合には、超音波を使って観察しながら針生検を行います。針生検には、細胞診よりも太い約１㎜程度の針を使うので、痛みを取るために局所麻酔をします。その針を腫瘤の中心に刺し、組織を採取します。外来で行うことができて、ほとんど傷跡が残りません。

●ステレオガイド下マンモトーム生検（ステレオガイド下穿刺吸引生検）

医師の触診では手で触れられるほどのしこりがない初期の乳がんでも、乳房専用のＸ線装置マンモグラフィーでは、**微細な石灰化**や腫瘤として確認できます。マンモグラフィーでそれらが見つかったら、悪性でないかどうかを確認するため、ステレオガイド下マンモトーム生検を行います。

これは、マンモグラフィーや超音波で観察しながら、コンピュータに画像を映し出し、生検すべき微細な石灰化や腫瘤の正確な位置を確認します。痛みを取るための局所麻酔をし、皮膚を６～７㎜メスで切開したところに特殊な機械に接続した内側が円筒状のカッターになった４～５㎜程度の太めの針を刺し、乳房の組織を採ります。１回刺すと１つの組織しか採れない針生検と異なり、マンモトー

▼針生検の様子

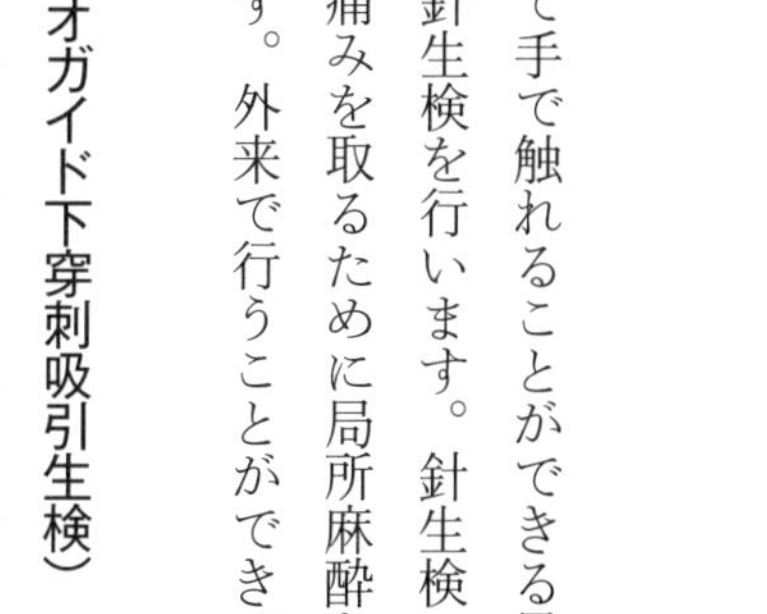

乳がんのここカラダ〈http://bc.cocokarada.jp/〉より

▼微細な石灰化

乳がんの中には、乳腺の中にカルシウムの沈着を起こすものがあり、乳房専用のレントゲン撮影装置マンモグラフィーでは、微細な石灰化や腫瘤として観察できます。微細な石灰化がある病変は、必ずがんというわけではなく、良性の場合もよくありますが、初期の乳がんのこともあります。

ム生検は何度でも角度を変えて刺すことが可能です。このように1回で複数の組織を採ることができるので、1㎝くらいまでの小さなしこりであれば完全に切り取ってしまうこともできます。

日本では椅子に座って行うのが一般的ですが、アメリカではうつぶせに横になって行うのが一般的です。この方法は患者さんの負担が少なく、傷口も小さく1

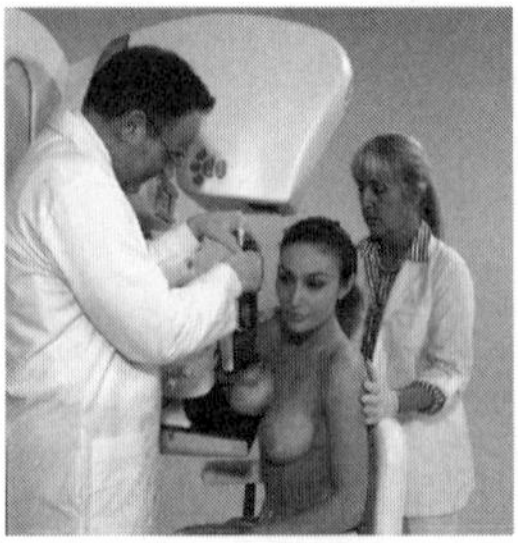

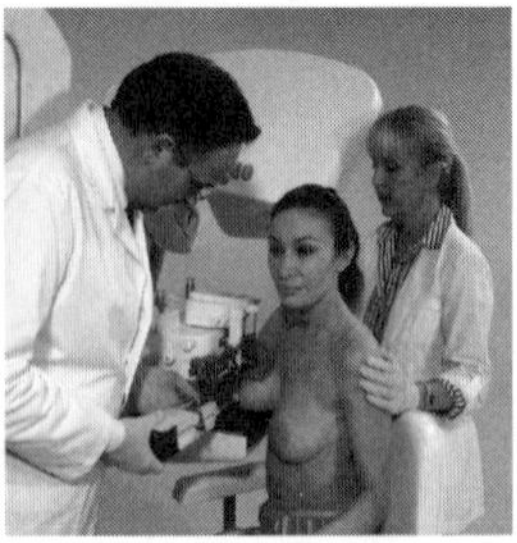

座って行うマンモグラフィーによるマンモトーム生検のイメージ

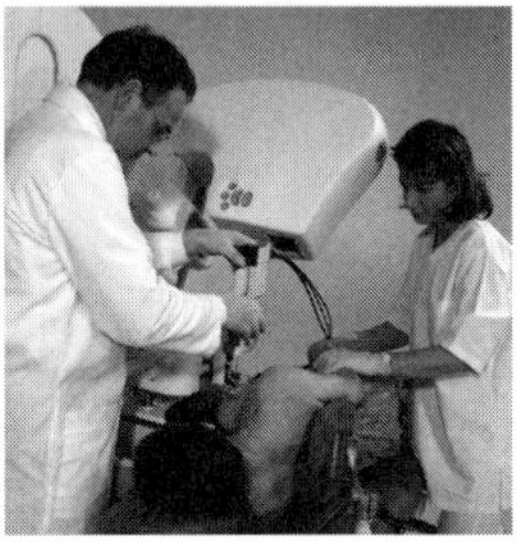

横になって行うマンモグラフィーによるマンモトーム生検のイメージ

（写真提供＝GE横河メディカルシステム株式会社）

〜2カ月後には目立たなくなります。04年より保険適用にもなりました。

●ステレオガイド下マンモトーム生検が受けられる病院を探す

超音波検査やマンモグラフィーを行いながらのステレオガイド下マンモトーム生検は、特殊な装置や物品やそのためのスペースが必要ですが、いまのところ、すべての施設にあるわけではありません。つまり、その施設がどの程度最新のものであるかを判断する目安にもなります。

▼マンモトーム生検がうけられる病院
病院検索などの情報を提供しているウェブサイト「乳がんのここカラダ」などで紹介されています。〈http://bc.cocokara-da.jp/〉

●外科生検は以前より少なくなっている

乳がんが疑われるしこりが胸壁の近くにあるなど何らかの理由により、コア生検やステレオガイド下マンモトーム生検よりも適していると医師が判断した場合には、皮膚を切開して、しこりの一部または全部を切除し、顕微鏡で調べる外科生検を行います。ほかの組織診に比べて皮膚に傷が残るため、マンモトーム生検の普及もあって、最近は以前に比べて少なくなりました。

病理検査（細胞診や組織診など）の結果の見かた

コア生検やステレオガイド下マンモトーム生検、外科生検などの病理検査の結果は、難しくなじみのない専門的な表現が多いですが、その内容を理解することは、今後の治療方針を決めるために大変重要です。また病理検査の結果によっては、抗がん剤など使われる薬剤が異なり、治療方針も異なります。ですから、主治医にお任せにしないで、あなたが病理検査の結果を理解できることは、とても大事です。これらの情報は、乳がんの治療計画を立てる上で大変重要です。とくに、**ホルモン受容体**（ホルモンレセプター）、**HER2**《ハーツー》などのがん細胞の性質により、勧められる治療法や使用する薬剤などが異なります。そのため、治療を開始する前に組織診を行います。

病理検査の結果からは、①がん細胞が周囲の組織まで拡がる浸潤《しんじゅん》性乳癌か、もっとも初期段階の乳がんでありがん細胞の外にがんが拡がっていない非浸潤《ひしんじゅん》性乳癌（次の項目参照）か、②乳がんの組織分類、③がん細胞の細胞異型度、④ホルモン受容体の有無、⑤HER2、⑥がんがリンパ液や血液の中にも見つかる脈管浸潤の有無などがわかります。

病理検査の結果を理解するために、本書の付録の「乳がん手帳」をぜひ活用してください。質問しやすいように、内容を読み上げてもいいですし、手帳を主治医に手渡してもいいでしょう。

病理検査の見かた①　非浸潤性乳癌か浸潤性乳癌か

乳がんの組織により、ごく早期の乳がんで乳管や小葉《しょうよう》の中だけに留まり周囲の組織にがん細胞に拡がっていない**非浸潤性乳癌**と、がん細胞が乳管や小葉の外側に拡がった**浸潤性乳癌**、パジェット病の大きく分けて3つがあります。

▼ホルモン受容体

女性ホルモンの影響で成長するタイプの乳がんかどうかが、組織のホルモン受容体を調べることでわかります。

▼HER2（ハーツー）

乳がんの20～30％はがん遺伝子HER2が活性化しているタイプ乳がん（HER2陽性乳がん）で、このタイプのがん細胞はHER2タンパク質を過剰に作ります。HER2タンパク質は、細胞の増殖に必要な物質を取り込む性質があるため、HER2陽性乳がんでは、がん細胞の増殖が常に促されます。そのため、HER2陽性乳がんは一般的に悪性度が高く、がんの増殖速度が速く、再発しやすいのです（詳しくは、第14章参照）。

▼病理検査の見かた

日本乳癌学会編『乳腺における細胞診および針生検の報告様式ガイドライン』（金原出版）や、英語ですが、アメリカのブレストキャンサー・オーガニゼーション〈http://www.breastcancer.org/〉、ジョンズ・ホプキンス・ブレストセンター〈http://

非浸潤性乳癌は、発見可能なもっとも初期の乳がんで、乳がん全体の約5・5%と少なく、がん細胞が乳管や小葉に留まっていて周りの組織に拡がっていない状態です。乳管の中を這うように広がる性質があるため、手術で広く切除する必要があることもあります。

浸潤性乳癌は、がん細胞が乳管や小葉の外側に拡がったもので、乳がん全体の約90%を占めます。拡がったがん細胞は、乳房の中だけでなく、リンパ液や血液にのってわきの下のリンパ節や他の臓器へも拡がっていきます。

パジェット病は、乳がん全体の約1%未満と少ない特殊な乳がんで、がんが乳頭部の皮膚に転移した乳がんです。湿疹のように見える乳頭部のただれやかゆみ、赤み、出血、分泌物などの症状がありますが、しこりはありません。病理検査でパジェット細胞が確認されれば、確定診断になります。パジェット病も乳がんと同じ治療を行います。

病理検査の見かた② 乳がんの組織分類

まずは、乳がんの組織分類を図にしてみます。

●浸潤性乳癌

浸潤性乳癌には、おもに硬癌、乳頭腺管癌、充実腺管癌の3種類で、その他にめったにない特殊なタイプがあります。この本では、硬癌、乳頭腺管癌、充実腺

www.hopkinsbreastcenter.org/〉などのウェブサイトでも調べることができます。

▼乳がんの組織分類別の発生率
日本乳癌学会編『臨床・病理乳癌取扱い規約 第15版』（金原出版）参照。

▼非浸潤性乳癌と浸潤性乳癌

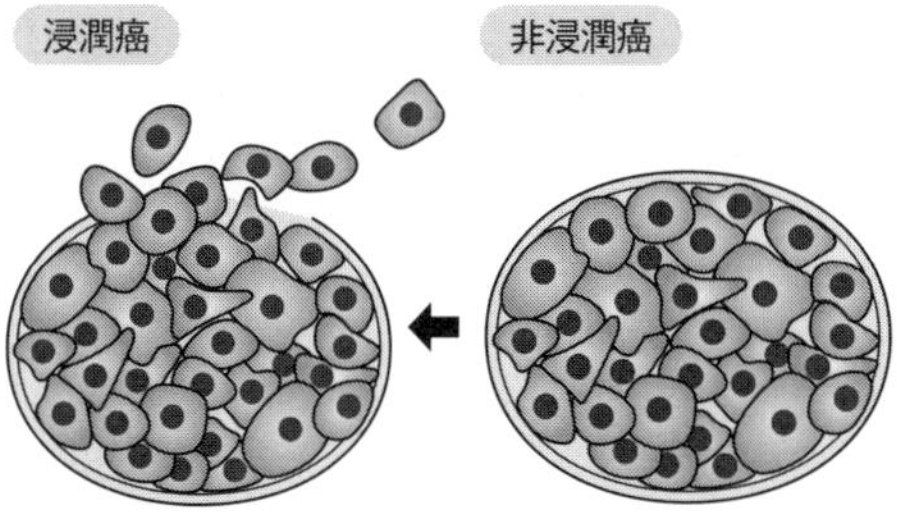

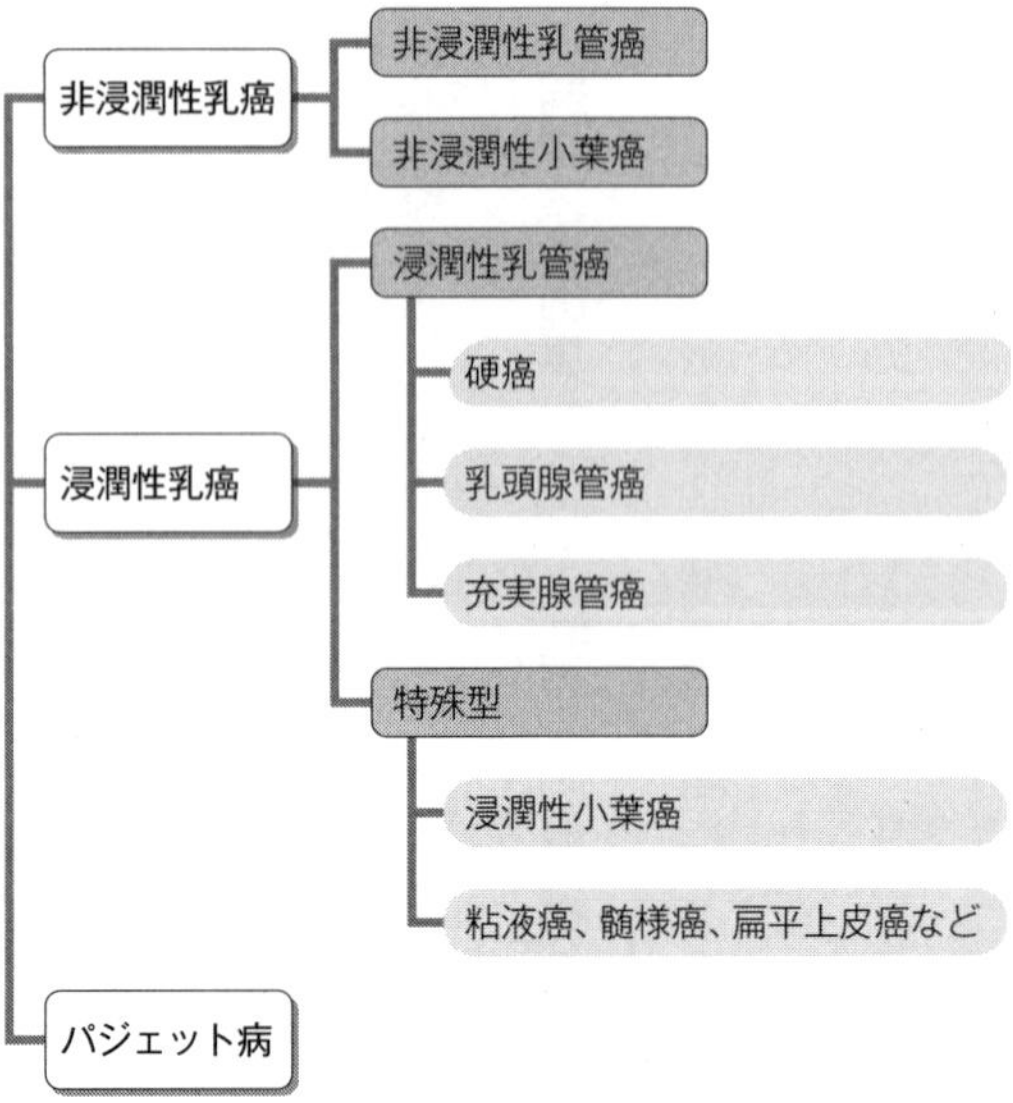

管癌、**浸潤性小葉癌**に注目します。浸潤性乳癌だからといって、がん細胞は必ずしも乳房以外のリンパ節や臓器にすでにどこかへ拡がってしまったとは限りません。がん細胞が転移していないかどうかは、まずわきの下のリンパ節に転移がないかどうかを調べます。治療方法は、乳腺組織内のどこで発症しても同じです。

▼がん・ガン・癌の表記の違い
「がん」は悪性腫瘍全体を指し、「癌」は上皮性のがんを意味する言葉として専門家は区別しています。乳がんは上皮性のがんですから、正しくは「乳癌」と表記され、日本乳癌学会でも「癌」を使います。本書では、組織分類だけは「癌」と表記し、その他は「がん」と表記しました。

▼40％
国によりおもな乳がんの種類は異なるため、本文で示した乳がんの組織分類の割合は、日本人のデータに直しています。アメリカの場合は、浸潤性乳癌のうち約85％は浸潤性乳管癌、12％は欧米に多いとされる特殊型の浸潤性乳管癌の1つ浸潤性小葉癌（ＩＬＣ）が占めており、日本よりも浸潤性小葉癌が多い傾向があります。

●硬癌

硬癌は日本人の浸潤性乳癌の約**40％**です。早い時期からがん細胞が血液やリンパ液に乗ってわきの下のリンパ節に転移しやすいため、リンパ節に転移がないかどうかを調べることが重要です。硬いしこりとして触れることができて、皮膚のひきつれや凹みなど乳房の変形が起こりやすいタイプです。

●乳頭腺管癌

乳頭腺管癌は日本人の浸潤性乳管癌の約20～25％です。乳管内で始まり、乳管壁の内側を這うようにゆっくり広範囲に拡がるため、しこりとして感じにくく、大きなしこりとなって突然気付くことがあります。乳腺が張ってまるで生理前のように乳房が硬く感じるなどの症状があります。長期間かけてゆっくり成長します。がん細胞は正常細胞に近く、比較的悪性度が低く、治療の見通しのいい乳がんです。

●充実腺管癌

充実腺管癌は浸潤性乳癌の約20％です。かたまりをつくりながら周りの組織に拡がるため、はっきりした硬いしこりとして触知できます。がん細胞はリンパ液や血液に乗ってわきの下のリンパ節に転移しやすいため、リンパ節に転移がないかどうかを調べることが重要です。

▼乳房の図

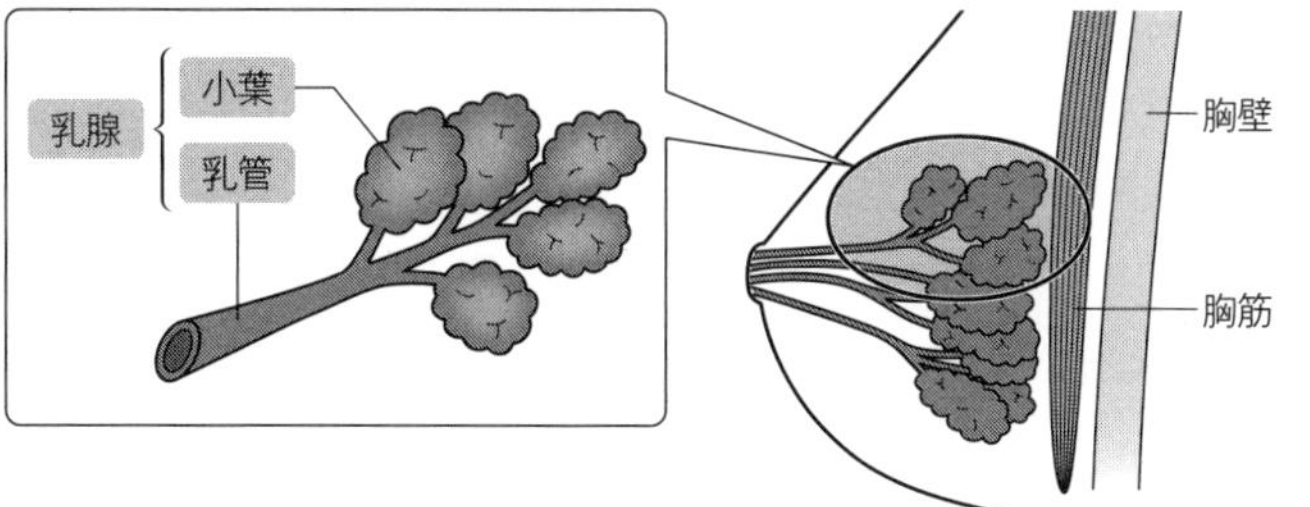

●浸潤性小葉癌

浸潤性小葉癌は特殊な浸潤性乳癌乳癌の1つで、浸潤性乳癌の5～10%です。乳腺の小葉内の細い乳管から発生します。かたまりを作らないため、しこりができにくい性質があります。がんの大きさはマンモグラフィーや超音波検査で簡単に計測可能ですが、浸潤性小葉癌は少し紛らわしく、実際の大きさよりもレントゲン画像では小さかったり大きかったりして見えます。また、反対側の乳房へ再発しやすく、多発しやすい性質もあります。浸潤性小葉癌は日本でも増加傾向にはありますが、比較的、欧米に多いタイプです。病理検査の報告では、「乳房のがん」と分類することもあります。この場合は、乳管癌と小葉癌が混在しているという意味です。

●非浸潤性乳癌はもっとも初期の乳がん

非浸潤性乳癌とは、発見可能なもっとも初期の段階の乳がんです。

●非浸潤性乳管癌

非浸潤性乳管癌は、がん細胞が乳管壁内にとどまっている状態で、まだほかへ浸潤していません。通常しこりとして感じられることはなく、マンモグラフィーでのみ見つけられます。毎年マンモグラフィーを受けるように推奨される本来の理由は、この非浸潤性乳管癌の段階で見つけるためなのです。

●非浸潤性小葉癌

非浸潤性小葉癌という言葉は、「がん」がつくのですでにがんになったと思われがちですが、実際にはがんではありません。もし「がんがあります」といわれたら、それは間違いです。これは将来、乳がんに発展する危険因子なのです。病理検査でこのタイプの細胞が見つかったら、将来乳がんになるリスクが高いので、専門医に精査を求め、問い合わせるよういわれるでしょう。がんの進行度を表すステージは、０期に分類されます。

病理検査の見かた③　グレード

がん細胞の悪性度の度合い（顔つきの悪さともいう）は、病理検査で正常細胞からの隔たりの程度を表し、３段階の「グレード」（細胞異型度）に分類されます。グレード分類の数字が大きいほど、がん細胞の悪性度が高いことを表します。また、正常細胞に近いほど細胞が高分化しているといい、悪性度が高いほど未分化といいます。グレードにより、転移や再発の可能性を予測できます。

- グレード１＝がん細胞の悪性度は低く、成長は遅い。「高分化した細胞」ともいい、比較的正常細胞に近い状態です。
- グレード２＝がん細胞の悪性度は中等度、成長は平均的。「中程度に分化した細胞」ともいう。

- グレード3＝がん細胞の悪性度は高く、成長が速い。「未分化細胞」ともいい、正常細胞からの隔たりが大きい状態です。

あなたの病理報告がグレード3であっても、驚かないでください。当然、グレード3に分類されることもあります。がん細胞の成長が速い・遅いというのは相対的な言葉で、聴診器を胸にあてたら、がん細胞の育っている音が聞こえるというわけではないのです（ある患者さんが実際にそうしてみたと教えてくれました）。ほとんどの場合、がんはしばらく前からずっとあったのです。あなたはいまがんがあると知ったばかりなので不安でしょうが、いまの段階に至るまでには、おそらく数年はかかっているのです。だからこそ、いま適切な決断ができるように調べているのです。あいまいな知識の状態で、結論に飛びつかないようにしてください。

病理検査の見かた④　ホルモン受容体（ホルモンレセプター）

日本人の乳がんの約60～70％は、エストロゲンやプロゲステロンなどの女性ホルモンによってがん細胞の成長するタイプの乳がんです。病理検査では、ホルモン受容体には、エストロゲン受容体＝ERとプロゲステロン受容体＝PgRがあ

陽性 （＋、高度反応性）	エストロゲン受容体（ER）、プロゲステロン受容体（PgR）の両方またはどちらかがある。ER(＋)/PgR(＋)もしくはER(＋)/PgR(－)もしくはER(－)/PgR(＋)。女性ホルモンにより成長しやすいがん。
不確実 （不確実反応性）	エストロゲン受容体（ER）、プロゲステロン受容体（PgR）があるが少ない、また確実でない。ER(＋)/PgR(－)もしくはER(－)/PgR(＋)、ER(＋)/PgR（＋）でも程度が弱い。
陰性 （－、非反応性）	エストロゲン受容体（ER）、プロゲステロン受容体（PgR）がまったくない。ER(－)/PgR(－)。女性ホルモンとは無関係に成長する。

り、これらの物質がどのくらい含まれているかを調べることでわかります。ホルモン受容体の結果は、陽性、不確実、陰性の3段階に分類されます。

ホルモン受容体が陽性であれば、乳がん細胞は女性ホルモンにより成長を促されることを意味します。そのため、女性ホルモンを抑制してがん細胞の増殖を抑える**ホルモン療法**が一般的に勧められるでしょう。

ホルモン受容体が陽性の人は、通常ホルモン療法が効果的で、それによりがんの勢いを抑えることができるため、これは良い結果と考えます。逆に、ホルモン受容体が陰性の人は、乳がんの増殖には女性ホルモンは関係がなく、ホルモン療法は効きません。そのため、ホルモン受容体が陰性なのは、乳がん再発の危険因子の1つとされています。

▼ホルモン療法
第13章参照。

病理検査の見かた⑤ HER2

がん遺伝子**HER2**《ハーツー》が活性化している乳がんでは、HER2タンパクが過剰に作られます。がん細胞の表面にたくさんのHER2タンパクがあるかどうかを調べますが、そのおもな検査方法は2つあります。ハーセプテスト（免疫組織科学的検査）では、HER2の結果は、3+、2+、1+、0の4段階に分類され、数字が大きいほどHER2タンパクが多いことを意味します。そのうち、3+の人はHER2陽性に分類され、分子標的療法が効果的です。2+の場合は、より確実なFI

▼HER2
第14章参照。

SH法で検査をして、その結果は0（無・陰性）もしくは陽性で表示されます。

HER2タンパクは、細胞の増殖に必要な物質を取り込む性質があるため、HER2陽性乳がんは、がん細胞の増殖が常に促され、がん細胞がどんどん成長します。そのため、一般的に悪性度が高く、がんの増殖が速く、再発しやすいのです。HER2が陽性でも心配することはありません。第14章で詳しくご説明しますが、**分子標的療法**という特殊な治療があります。

▼分子標的療法
第14章参照。

病理検査の見かた⑥　脈管浸潤

がん細胞がリンパ管や血管にあれば、脈管浸潤があるといいます。乳腺には栄養や老廃物を運ぶ血管組織とリンパ管組織が発達しています。これらの組織にがん細胞があれば、再発のリスクが高いとされ、この場合は乳腺だけでなく、抗がん剤を全身に回す化学療法など全身の治療が必要です。

第4章

画像検査

マンモグラフィー

乳腺専用のレントゲン（X線）撮影装置がマンモグラフィーです。乳房を透明な板にはさんで圧迫して薄く均等に広げることで、少ないレントゲンの量で乳房の内部をより鮮明に観察できます。乳房内の腫瘤が悪性か良性か、大きさ、リンパ節転移があるかどうかなどがわかります。また、しこりがないごく初期の乳がんであっても、乳腺の微細な石灰化を映し出し、乳がんの診断を可能にしています。マンモグラフィーでは、脂肪は黒く、がん組織は白く映し出されますが、乳腺も白く映るため、40歳以下の乳腺が発達している人では、マンモグラフィーでの観察が難しくなります。その場合は、超音波検査が適しています。

レントゲン（X線）撮影のため多少の被爆があり、妊娠中もしくは妊娠している可能性が高い人は、マンモグラフィーを受けられないこともあります。乳房をはさむ圧迫力が弱いと、画像がぼやけてしまいます。乳房をはさむため痛みを感じますが、その程度はかなり個人差があります。

超音波検査

超音波という人の耳では聞くことができない高い周波数の音の反射（エコー）を使って、内部の臓器を観察する検査方法で、痛みがなく安全で簡単な検査です。乳房内の腫瘤《しゅりゅう》が悪性か良性か、大きさ、リンパ節転移があるかどうかなど、だいたいの状態を確認できます。しかし、超音波は多少ぶれるため正確なサイズの計測が難しいことと、脂肪が多い人では超音波が奥まで届きにくく、大きな乳房の深い位置にある腫瘤などは観察が難しくなります。そのため、超音波検査だけでなく、他の画像検査と併せて診断されます。

最近ではエラストグラフィーという超音波検査もあります。乳房内の腫瘤の硬さを画像化する新しい技術を使って、悪性か良性かを従来の超音波検査より確実に判断できます。

●超音波検査も併せるとより正確

ほとんどの施設は、レントゲンだけでなく超音波検査も行っています。良性か悪性腫瘍の腫瘤、もしくは液体性の腫瘤（のう胞）を鑑別するためです。

超音波検査は放射線による被曝がないので、妊娠中や頻繁に検査する必要のある人、マンモグラフィーの圧迫に耐えられない人などにも適しています。乳腺が発達している若い女性は、マンモグラフィー検査では病変が隠れてしまうことがあり、一般的に超音波検査が適しているといわれていますが、乳房が大きくて深部まで超音波の届かない人は、マンモグラフィーのほうがよく観察できます。

マンモグラフィーと超音波は、それぞれに得意領域があります。マンモグラフィーで乳房全体が白く映るような人は、超音波のほうが適しています。複数の種類の検査を行うことで、より正確な診断につながります。

CT

レントゲン（X線）の細い束を複数使ってコンピュータで体の断面画像や3次元画像を映す検査方法です。短時間でほとんど痛みがなく、比較的安全な検査です。乳房内の腫瘤の有無、それが悪性か良性か、がんの大きさ、拡がり、リンパ節への転移の有無とその程度、肺や肝臓など別の臓器への転移の有無とその程度など、より多くについて詳しく診断できます。

▼CT
正確にはコンピュータ断層撮影。

最近では、ヘリカルCTという連続性のある3次元画像が撮れるCTもあり、従来より良い画像が得られるようになっています。これは、X線が体の周囲を回転している中を、患者さんの横になったテーブルが連続移動して撮影することになります。

また、マルチスライスCTというX線が体の周囲を回転する間に何枚も撮影できて、MRIの画像にも劣らない良い画像が撮影できるようになっています。

乳房のＣＴでは、通常ヨード造影剤というレントゲンの吸収率の高い薬を血管に注射してからＣＴ（造影ＣＴという）を行います。造影ＣＴのほうが、画像のコントラストが明瞭になり、確実な診断が可能になります。

レントゲン（Ｘ線）撮影のため多少の被爆があり、妊娠中もしくは妊娠している可能性が高い人は、マンモグラフィーを受けられないこともあります。造影剤によるアレルギー反応などが約１％の人に起こることがあります。

ＭＲＩ

強力な磁場を人工的に作り、コンピュータで断層撮影や３次元画像を映す検査方法です。ＣＴより高いコントラストの画像により、がんの拡がりをより詳細に確認し、手術前に摘出する範囲を決めるためなどにも使われています。乳房内の腫瘤の有無、それが悪性か良性か、がんの大きさ、拡がり、リンパ節への転移の有無とその程度、肝臓など別の臓器への転移の有無とその程度など、より多くについて詳しく診断できます。

レントゲン（Ｘ線）を使わないので、被爆はありません。強力な磁場を使うため、心臓ペースメーカーなど体内に外せない金属が入っている人は受けられません。ＣＴよりも検査時間が長く、検査装置が狭いので閉所恐怖症の人は難しくなります。ＭＲＩでも造影剤を使いますが、ヨード造影剤とは別の物質（ガドリニ

▼ＭＲＩ
正確には、核磁気共鳴を利用した断層診断。

乳房専用のコイルを使ったＭＲＩですか？ Column

ＭＲＩにはそれぞれの臓器により専用の装置（乳房専用コイル）を使います。乳房専用のコイルにより微細な信号を高感度に受け取ることが可能になり、０・５㎜単位の腫瘤でも観察できるなど詳細なＭＲＩ画像を得られ、正しい診断が可能になります。

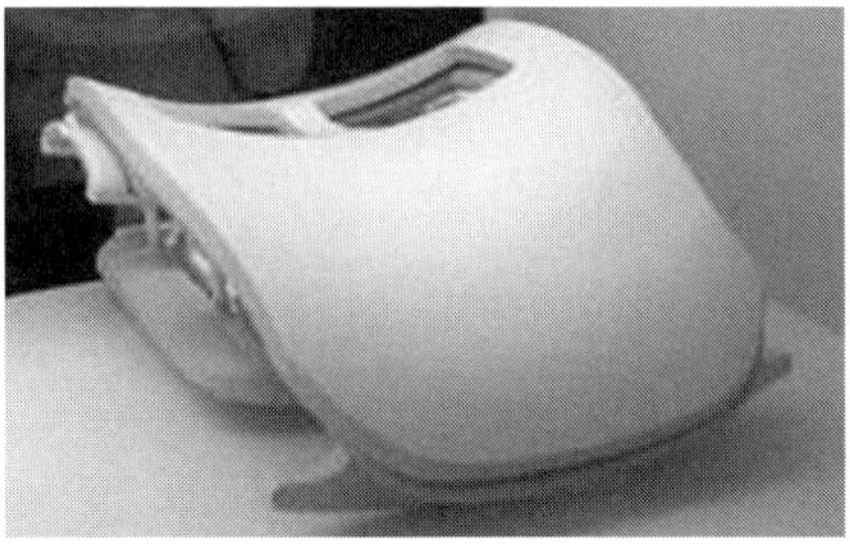

「フィリップス社の乳房専用 MRI コイル（三菱京都病院・放射線科のウェブサイト〈http://www.mitsubishi-kyoto.net/MRM.html〉より）」

手術前にＭＲＩを受けて、乳房内のがんの拡がり程度を確認して、手術で切除する範囲を決めるなどＭＲＩにより重要な診断を行います。ＭＲＩで確認すると、予想外に乳房内にがんが拡がっていることもあり、それにより手術の方法を変更することもありますので、ＭＲＩの結果は重要な情報です。

乳房専用コイルを使わないと、高いはずのＭＲＩの診断精度が低くなる可能性があります。乳房専用のコイルは写真のような形状で、うつぶせに穴のあいた部分に乳房を入れてＭＲＩを受けます。

ＭＲＩは多くの病院で行われていますが、乳房専用のコイルとなると、それを使わないで撮影している病院もまだ多いのが現状です。これはその病院の設備がどの程度最新のものであるかを判断する手がかりにもなります。乳房のＭＲＩを受けたら、乳房専用のコイルが使われているかどうかにも注意してみましょう。

ウム）で、副作用は非常に少ないものです。

画像診断の結果、乳がんの進行程度（ステージ）が決まる

超音波検査、マンモグラフィー、CT、MRIなどの画像診断の結果、腫瘍の大きさ、リンパ節転移の有無とその程度、その他の臓器転移の有無とその程度などの情報を複合して、がんの進行具合を判断する乳がんのステージ（病期）を分類します。

ステージは、0期、Ⅰ期、Ⅱ期、Ⅲ期、Ⅳ期に分類されて、数字が大きいほどがんが進行しています。一般に早期乳がんとは、日本ではステージ0期、Ⅰ期、Ⅱ期と考えられていますが、アメリカではⅠ期までです。がんの進行具合を表す分類は、大きさ（T）、他の臓器への転移（M）、リンパ節転移（N）によって分類するので、TMN分類ともいいます。

●ステージ0期

非浸潤性乳癌です。がん細胞は乳管内に限局され、ほかへ拡がっていません。極めて早期の乳がんです。通常しこりとして感じられることはなく、マンモグラフィーでのみ発見可能です。**パジェット病**はステージ0期になります。

●ステージⅠ期

がんは乳管や小葉から近くの乳房脂肪組織に拡がっています。腫瘍径は2cm以

▼**非浸潤性乳癌**
非浸潤性乳癌には、非浸潤性乳管癌と非浸潤性小葉癌があります。P32～37参照。

▼**パジェット病**
P34参照。

下で、リンパ節にはがん細胞はありません。他の臓器への転移もありません。

●ステージⅡ期

がんは乳管もしくは小葉から近くの乳房脂肪組織に拡がっています。腫瘍の大きさは2～5cmの間で、リンパ節に転移している場合もあります。他の臓器への転移はありません。Ⅱ期はさらにⅡa期とⅡb期に分けられます。

Ⅱa期

しこりの大きさが2cm以下で、わきの下のリンパ節に転移がある場合、またはしこりの大きさが2～5cmでわきの下のリンパ節に転移がない場合、乳房に腫瘍が見あたらないのに、わきの下のリンパ節にがんがある場合。他の臓器への転移はありません。

Ⅱb期

しこりの大きさが2～5cmでわきの下のリンパ節に転移がある場合、またはしこりの大きさが5cmを超えるが、わきの下のリンパ節に転移がない場合。他の臓器への転移はありません。

●ステージⅢ期

リンパ節やその他の臓器にがんが拡がっているリスクも考える必要があります。限局的な進行性乳がんはステージⅢ期と考えられています。「局所進行乳がん」とも呼ばれ、Ⅲa期、Ⅲb期、Ⅲc期に分けられます。

Ⅲa期

しこりの大きさが５㎝以下で、わきの下のリンパ節に複数の転移があり、しこりの大きさが５㎝以上でわきの下のリンパ節に転移がある場合。

Ⅲb期

しこりの大きさやわきの下のリンパ節への転移の有無にかかわらず、がんが乳房の近くの胸壁や皮膚、胸骨のわきのリンパ節にまでがんが拡がっている場合。しこりが胸壁にがっちりと固定したり、皮膚にしこりが顔を出したり、皮膚が崩れたり、皮膚がむくんでいるような状態です。

Ⅲc期

しこりの大きさにかかわらず、わきの下のリンパ節に複数の転移があり、かつ乳房付近の胸壁や皮膚にもがんが拡がっている場合、あるいは鎖骨の上下にあるリンパ節に転移がある場合。

●ステージⅣ期

転移性乳がんです。がんは乳房と鎖骨上のリンパ節から骨、肝臓、肺、脳といった体のほかの部分にがんの転移が拡がっています。他の臓器にがんがあるかどうかは、各部位のＣＴスキャンの所見や自覚症状によりわかります。

●炎症性乳癌はまれな乳癌

炎症性乳癌はめずらしいタイプの乳がんです。初めは、がん細胞は乳房の皮膚内に存在しますが、そのうち、がん細胞はリンパ管を通って乳房全体に拡がります。リンパ管ががん細胞でふさがれてリンパ液の流れが滞り、乳房の皮膚がオレンジの皮のように赤く腫れます。がん細胞は乳房全体に拡がるため、通常しこりとして触れられません。炎症性乳癌は通常進行性が高い乳がんです。マンモグラフィーでは一見正常のように見えるなど、その画像は他の乳がんとまったく異なります。

炎症性乳がんの病気は、Ⅲb期、Ⅲc期、Ⅳ期のいずれかになります。

ステージとグレードは違う！

くれぐれも、ステージをグレード（細胞異型度）と混同しないでください。これは大変よくある間違いです。ステージとグレードとはまったく別の概念です。グレードが細胞の悪性度を表すのに対し、ステージはがんの進行度を表します。今後がんがどのように進行するかなど生命予後にかかわります。

▼グレード
P37～38参照。

くれぐれも、あなたという人間は、良い結果になろうと悪い結果になろうと、統計では測れないことを覚えておきましょう。数字以前に、あなたは一人の人間なのです。サバイバーになるために、必要なことは何でもしようと、あなたはまさにがんに立ち向かい始めたところなのです。

ステージ（病期）別のおもな治療法

乳がんの大きさ、拡がりの程度、リンパ節転移の有無と程度などの画像検査や病理検査の結果からステージが決まると、乳がんの種類や性質などの病理検査の結果をあわせて総合的に再発の危険性などを判断して、治療方針が決まります。病期別のおおまかな治療法を紹介しますが、治療方針の詳細はそれぞれの状態により個々に異なりますので、主治医に確認しましょう。

●ステージ0期（非浸潤性乳管癌）の治療

非浸潤性乳管癌

ステージ0期は、乳房を部分的に切除する外科手術（乳房温存術）によって、ほとんど治癒することがわかっています。非浸潤性乳管癌は、乳管の中をはうように拡がる性質があり、予想以上に拡がっていることもあります。その場合は、乳房全摘術になります。一般的に外科手術のあとに再発の危険性に合わせて、放射線療法もしくはホルモン療法、あるいはその両方を行うことによりさらに再発を予防する効果が高くなります。

非浸潤性小葉癌

がんではありませんので、乳がんの治療は行いません。将来、乳がんになる高リスクのため、定期的に画像検査で経過観察をします。乳がん予防のために、タモキシフェンという女性ホルモンを抑える薬を内服することは効果があるという報告もあります。

●ステージⅠ期およびⅡ期の治療

乳房の一部もしくは全部を切除する外科手術により治療可能です。乳房を残したいにもかかわらず、乳がんの大きさや拡がりの程度が大きい場合は、がんを縮小させる目的で、手術前の**化学療法**を行い、がんが小さくなったあとで外科手術を行うことはよくあります。

再発の危険性が高い場合は、外科手術の前もしくはあとに抗がん剤を使う化学療法、さらに放射線療法、ホルモン療法を行うことが標準になっています。リンパ節に転移がなく、病理検査の結果などにより再発の危険性が低いと判断されれば、外科手術のあとは放射線療法のみで効果的に治療することも可能と考えられます。

▼化学療法
第11章参照。

●ステージⅢa期の治療

外科手術だけではなく、手術前の化学療法もしくはあとに化学療法や放射線療法、または**ホルモン療法**、**分子標的療法**もしくは全部を行います。リンパ節に転移したがんの進行を抑えて、がんを縮小させる目的で、手術前に抗がん剤を使う化学療法を行うことはよくあります。

▼ホルモン療法
第13章参照。
▼分子標的療法
第14章参照。

●ステージⅢbおよびⅢc期の治療

通常外科手術は行いません。まずは、リンパ節に転移したがんの進行を抑えて、がんを縮小させるために、抗がん剤を使う化学療法や放射線療法を行い、がんが小さくなれば、外科手術が可能になることもあります。

●ステージⅣ期の治療

全身にがん細胞が拡がり、他の臓器に**転移**している状態のため、乳房のみ切除する外科手術は効果的でないため行いません。全身のがんの進行を抑えるために、抗がん剤を使う化学療法を行います。また骨や脳など転移した他の臓器の自覚症状を和らげるために、放射線療法が行われることもあります。再発乳がんと同様の治療方法になります。

▼転移性乳がん
第15章参照。

●炎症性乳がんの治療

乳房の皮膚全体に拡がっているため、手術は行いません。病理検査の結果により、有効な化学療法やホルモン療法、分子標的療法を組み合わせて行います。

第5章

良い医師、良い病院を選ぼう

医師の資質について情報を集める

本当によいお医者さんを見つけるためには時間をかけてください。大丈夫、そのための時間はたっぷりあります。乳がんは比較的ゆっくり進行します。よい医師を見つけるために数週間を使ったからといって、急に悪化することはありません。

医師の資質について、下記のことをチェックしましょう。

①進んであなたの質問に答えてくれますか。

②難しいことをわかるように教えてくれますか。
③あなたの質問や要求に取り組むために、適切な時間を割いてくれますか。
④プライバシーや秘密を尊重してくれますか。
⑤患者さんの気持ちに細やかな気配りができますか。
⑥技量や知識が十分ですか。
⑦セカンドオピニオンに消極的ではありませんか。
⑧あなたのことを積極的にサポートしてくれますか。
⑨あなたも治療チームの一員であると感じられるような態度で、あなたに接してくれますか。

あなた自身も治療計画の決定に積極的に参加できるような知識を持つことが重要です。中には女性が知識を持つことに消極的な医師もいます。でも、これは患者さんの当然の権利であり、どこで治療を受けるかを自らが決める上でも重要なことです。

相性のいい医師を選ぶ

乳がんの治療では、多くの場合、主治医とは長い付き合いになります。ですから、遠慮しないで何でも話せる、十分なコミュニケーションがとれる相性のいい医師を主治医に選びましょう。何度か通ってみて、相性の判断ができれば理想的

▼医師の資質
ここで挙げた9項目以外に、病院ランキングで上位の病院が自分にとって良い病院とは限らない、自分の受けたい治療の症例数が多く実績のある病院かどうか、病院のブランドや有名な医師かどうかに惑わされないようにする、などを病院や医師の選び方のポイントとして挙げる人もいます（「がんナビ」〈http://cancernavi.nikkeibp.co.jp/guide/0114.html〉福島安紀、日経BP社）。

ですが、第一印象も大事です。また、主治医の治療方針が、自分の望む治療に合っているかどうかはとても大事なポイントです。

わたしの体験から

主治医にいろいろ聞いてみる

主治医とは長いお付き合いになる——そう考えて、わたしは遠慮したり緊張したりしないで、リラックスして何でも話せると感じた医師を主治医に選びました。初対面のときから一番印象が良かった医師の元で治療を始めることにしました。

そしてその医師に次のことを尋ねてみました。過去にどの程度乳がん治療をした経験があるのか、過去の治療実績、化学療法（抗がん剤治療）を確実に行える医師かどうかはどうやって判断すればいいのか、その先生は化学療法を確実に行える条件を満たしているのかなどです。その医師は、どの質問にも快く答えてくれました。

化学療法を確実に行える医師かどうかを判断するには、がんの診断や治療を専門的に学ぶ**腫瘍学**という学問を修めた医師かどうかが大事だと知りました。主治医の経歴や経験を知ることは、主治医への信頼につながり、安心して治療を受けられることにつながりました。

▼腫瘍学 P59参照。

がん専門のスタッフがいる病院が理想的

日本の病院には、欧米のようにがんの腫瘍学を専門にする診療科はほとんどありません。各診療科がそれぞれにがん治療を行っているのが現状です。乳腺外科医、放射線治療医などを中心とした小規模なチーム医療が行われることもありますが、通常大学病院や一般の病院では、放射線治療と病理診断以外のすべての治療は乳腺外科医が行っています。がんセンターのようながん専門病院では、欧米にならって複数の専門の異なる医師と薬剤師、看護師などのチーム医療が行われているところもあります。

アメリカでは、おもに悪性腫瘍の診断と化学療法を専門とする腫瘍科、もしくは腫瘍内科という診療科が存在し、腫瘍学を専門にしている腫瘍内科医がいます。この腫瘍内科医が、外科手術や化学療法、放射線治療などの専門医をコーディネートする形のチーム治療が進められます。

乳腺外科専門の乳腺外科医は、あなたのがんに一番適した外科手術を提案し、外科手術を施します。腫瘍内科医は、あなたの状態を見極め、治療を進めると同時に、化学療法と分子標的療法を行います。放射線腫瘍医は、放射線の必要性を見極め、放射線療法を管理します。

専門医には、外科手術を行う乳腺外科医、放射線療法を行う放射線腫瘍医、抗

▼薬物療法専門医
合格者は若い医師が多く、あ

がん剤による化学療法を専門とする腫瘍内科医、心理社会学的療法を用い患者をサポートする精神腫瘍医などがいます。

日本には腫瘍内科医や放射線腫瘍医といったがん治療の専門医が、欧米と比べて極端に少ないのです。日本放射線腫瘍学会認定医はまだ500人程度しかいません。薬物療法を専門とするがん**薬物療法専門医**も2006年4月に導入されたばかりの制度です。カウンセリングを担当する精神腫瘍科の医師に至っては、ほとんどの病院に存在していません。

本当のブレストセンターなのか見極める

ブレストセンターとは、一般的に総合病院内の乳がん専門の病院です。ブレストセンターで乳がんの診断から治療まですべてを行うことができます。ブレストセンターには、乳がん専門の乳腺外科医（乳がんの診断から治療まで総合的に担当）、腫瘍内科医（抗がん剤などの化学療法を担当）、放射線腫瘍医（マンモグラフィーなどの画像診断や放射線療法を担当）、乳がんの病理検査などを診断する病理医（細胞や組織を採る病理検査など乳がんの診断を担当）、がん専門看護師（乳がんに専門の知識のある看護師）、がん専門薬剤師（がん治療の知識のある薬剤師）、ソーシャルワーカー（福祉面や金銭面など患者さんの悩みや相談に対してアドバイスする）など、それぞれの専門分野を生かした、乳がんに特化した医

る程度経験のある医師が資格を取ろうとしていない可能性もあることも念頭においておきましょう。

▼日本の抗がん剤治療の専門医のリスト

抗がん剤治療の専門医は、日本臨床腫瘍学会のウェブサイトで公開されています。〈http://jsmo.umin.jp/senmoni/lists.html〉

日本放射線腫瘍学会の認定医は、〈http://www.jastro.jp/〉で公開されています。

▼日本のブレストセンター

聖路加国際病院ブレストセンター〈http://www.luke.or.jp/shinryo/20_breastcenter.html#list〉では、進化し続け、より複雑になるがん治療には、職種を超えて協力し、チームで患者さんを支えています。その医療チームは、乳腺外科医（乳がん治療を総合的に担当）、形成外科医（乳房再建を担当）、腫瘍内科医、放射線診断医（画像診断を担当）、がん専門看護師、がん領域専門薬剤師、ソーシャルワーカーで構成されています。

療チームを選んで、あらゆる角度から患者さんに医療を行っています。

アメリカにはこうしたブレストセンターが多数ありますが、日本では一部の病院にブレストセンターと名のつく病院があるのみです。ブレストセンターという名前ではあっても、本当の意味でのブレストセンターは日本には非常に少なく、まだまだ一般的ではありません。

患者さんにとって、本当のブレストセンターなのか、単に自称ブレストセンターと呼んでいる病院なのかを判断することは難しいでしょう。不幸なことに、ブレストセンターの定義さえ決まっていないのですから。

アメリカでこの分野において何十年も働いているわたし（リリー・ショックニー）たちは、ブレストセンターの形式やサービス、内容がどうあるべきかを知っていますが、わたしたちの定義は一般的には受け入れられていません。アメリカの場合、ブレストセンターは**国立がん学会**により指定された、がん総合病院の一部であることが理想です。でも実際は、すべてがそうではないのです。そのため、次にあなたが必要な治療プログラム、サービス、特徴、専門家を持つ施設や医療チームを探すときに必要なチェック項目を挙げて説明します。これを参考にして、部分的な治療でなく、総合的な治療プログラムを探しましょう。

▼国立がん学会
NCI＝The National Cancer Institute 〈http://www.cancer.gov/〉

乳がんの化学療法に経験豊富な医師か

あなたの化学療法を総合的に診てくれる**腫瘍内科医**もしくは外科医は、**腫瘍学**を学んでいるかどうか、乳がんの化学療法を行った経験が豊富であるか、いろいろな臨床試験に参加したことがあるかどうかも確認しましょう。

治療の途中で、急いで相談する必要が生じた場合でも、すぐ相談できる医師に出会いたいですね。化学療法が実施される間、どのように症状や徴候を見守り、どのように緊急コールに対処してくれるかについて、尋ねましょう。

複数の専門家チームによる症例検討

複数の専門科によるチーム治療を受ける一番の利点は、個々の患者の状況に合わせて、専門家が治療法を提示できることです。アメリカのブレストセンターでは、毎週乳がんの患者症例検討会（「ケースカンファレンス」「腫瘍ボード」ともいう）を開いて、患者さん個々の状況や診断所見、推奨すべき最適な治療方法を話し合い、患者さんに総合的によい状態と、よい臨床結果を提供しています。ブレストセンターの専門家チームの知識と経験、総合力を連携して活用すれば、患者さん一人ひとりがしっかりケアされ、治療を受けられるようになります。

このようなケースカンファレンスには、乳がん専門の乳腺外科医、腫瘍内科医、

▼**腫瘍内科医**
腫瘍学を学び、抗がん剤による治療を専門とする医師。アメリカでは腫瘍内科医が抗がん剤治療を行うことが一般的ですが、日本では腫瘍内科医が少ないため乳腺外科医がその役割を果たす場合が多い。

▼**腫瘍学**
悪性疾患の診断と治療などについて専門に学ぶ学問。

腫瘍内科医、日本の現状 Column

化学療法を行うには、患者さんの体質やがんの性質に合わせた抗がん剤の選択と組み合わせ、副作用を減らす工夫などについて、化学療法に専門的知識のある腫瘍内科医が必要です。しかし、日本の医学部教育ではその育成が遅れ、腫瘍内科医が不足しています。そのため、長い間、乳腺外科医が中心となって化学療法を行ってきました。最近になって、化学療法は腫瘍内科医が中心に行うほうがいいという考え方が外科医にも広がりつつあります。しかし、腫瘍内科医の養成はまだまだ十分とはいえない状況です。

日本癌学会、日本癌治療学会、日本臨床腫瘍学会は、日本がん治療認定医機構を設立し、がんに関する幅広い知識と技術を取得していることを認める「がん治療認定医」〈リストは〈http://www.jbct.jp/sys_auth_list.html〉〉制度を07年より始めています。

アメリカでは、抗がん剤治療を専門とする腫瘍内科医以外により化学療法が行われることはほとんどありません。約40年前から始まった米国臨床腫瘍学会による腫瘍内科医の認定制度により現在約1万人が認定されています。

- 日本がん治療認定医機構……日本臨床腫瘍《しゅよう》学会は独自に抗がん剤治療に通じた医師を育成しようと、「がん薬物療法専門医」の認定制度を05年より始めました。
- 日本臨床腫瘍学会……がん薬物療法専門医リスト〈http://jsmo.umin.jp/senmoni/lists.html〉。

ただし、これらのリストがすべてではありません。以前から化学療法を行っているベテランの医師は、あえてこれらの認定を受けない場合も多いためです。がん薬物療法専門医認定医の場合でも多くは、30歳代、40歳代で、若手の医師のほうが積極的に認定を受けている傾向があるようです。

放射線腫瘍医、病理医、遺伝専門医や遺伝カウンセラー、形成外科医、がん専門看護師、ときにはソーシャルワーカーも参加します。

アメリカでは、たとえば病理医が病理結果を説明する間、チーム全員が大きなスクリーンで病理結果を見られるようにしたり、放射線医はマンモグラフィーや超音波検査、その他の乳房画像検査をスクリーンに表示し、それぞれの所見について討論します。そうして参加しているメンバーは、何が最善の治療方針なのかをオープンに話し合って決めます。ケースカンファレンスに参加した内科医（**家庭医またはホームドクター**）は、あとでこのカンファレンスの結果を患者さんに知らせる責任があります。

がんの診断に経験豊富な病理医がいるか

病理診断の重要性については、すでに第3章の冒頭で説明しましたが、病理医がどの程度正確に診断できるかが重要です。病理医がすべてのカードを握っているとさえいわれます。なぜなら、彼らの意見があなたの診断や治療を決定するからです。ですから当然、病理医はブレストセンターのチームの一員であるべきですし、先に述べたケースカンファレンスに積極的に参加すべきです。彼らが提供する情報は、あなたの状況に合った最善の治療を選択する助けになります。病理医がケースカンファレンスに参加しているかどうか、実際のケースカンファレン

▼**家庭医またはホームドクター**
アメリカには、ホームドクター制度があります。家庭医学科という特別な教育を受けたホームドクターにまず診てもらうのが一般的です。

スにおいて、彼らがどのような役割を担っているのかを聞いてみましょう。さらに、ブレストセンターには乳腺の病理診断に熱心な病理医がいるのが理想です。

病理診断の結果について、乳がんの診断や治療に多くの経験がある別の施設でセカンドオピニオンを得たい場合は、そこに病理スライドを持っていく必要があります。

病院によっては術中迅速病理診断が行われる

病院によっては、これら専門家のチームで、術中に迅速病理診断を行うことがあります。これは、できるだけ迅速に採った組織を薄くスライスして標本を作製して、**組織の断面（断端）にがん細胞があるかどうか**、つまり手術でがん細胞が全部取りきれたかなどを詳しく調べることが目的です。その結果は、病理医から迅速に外科医に報告され、切除する範囲を決めたり、どのような手術をするかをその場で決めます。

この結果次第で、手術方法が変更されることもあります。名前の通り、手術中に行われるので一刻を争います。したがって、大変高度な技術と専門性のある病理医と臨床検査技師を必要としますので、どの病院でもできるわけではありません。

▼**組織の断面（断端）にがん細胞があるかどうか**
組織の断面にがん細胞があるかどうかで、がんが全部切除できたかどうか判断できます。
断面にがん細胞があれば、断端陽性といい、追加手術が必要です。断面にがん細胞がなければ、断端陰性といい、通常これ以上の手術は行いません。断面から2㎜以内にがん細胞があれば、陽性と陰性の中間で、近接断端といい、追加手術が必要なこともあります。

各地域にがん診療連携拠点病院がある

06年4月に施行された「がん対策基本法」に基づいて、厚生労働省はがん診療の地域格差をなくし、できるだけ質の高いがん医療を全国どこでも受けられるようにするため、地域のがん診療の中心となる病院「都道府県**がん診療拠点病院**」(44カ所)を決めました。放射線や抗がん剤治療に詳しい医師が常勤し、放射線の治療装置や抗がん剤治療室の設置、痛みなどを軽減する緩和医療を整えることなどを義務づけています。

しかし現実には、これらのうちの多くは、日本乳癌学会が認める**乳腺専門医**がいません。がん専門医が不足していて、専門医を確保できない拠点病院も多くあります。また、都道府県がん診療連携拠点病院の実力には地域による格差がかなりあることが問題になっています。

病院は通院しやすいか

乳がんの治療では定期的な通院が必要になりますから、自宅や職場から通院しやすいことも大事なポイントです。駅から近いかどうか、交通の便も考慮しましょう。

▼がん診療連携拠点病院リスト
〈http://www.mhlw.go.jp/bunya/kenkou/gan04/index.html〉
都道府県がん診療連携拠点病院とは、がん診療の地域格差をなくし、できるだけ質の高いがん医療を全国どこでも受けられるようにするため、厚生労働省が認めた地域のがん診療の中心となる病院です。

▼日本乳癌学会認定の乳腺専門医リスト
〈http://www.jbcs.gr.jp/ninteii/senmoni.html〉

わたしの体験から

交通の便

わたしは、できるだけ仕事を続けながら治療を受けたいと考えました。そのため、自宅と職場の両方から通いやすい病院を選びました。半休などを使い、職場から直接午後の治療に向かうことができて、結果的に大変助かりました。そのような勤務形態で治療が受けられるかどうかについて、職場に確認しておくことも大事でしょう。

マンモグラフィー専門家が診断しているか

マンモグラフィーは初期の段階の乳がんを検出するもっとも標準的なものです。ほとんどの施設は、毎年の定期検診や自覚症状のない女性に対するスクリーニング的なマンモグラフィーと、乳房の異常や原因を確定するための診断用のマンモグラフィーの両方を併せて行っています。ほとんどの施設は、いまでもレントゲン（X線）で写真をレントゲンに焼付ける従来のアナログフィルムのアナログ・マンモグラフィーを使っています。

しばしば、放射線医は写真をすぐに読むことができず、マンモグラフィーが示す内容を患者さんにその場で説明できないこともあります。もちろん、乳房画像診断に特化した放射線医がいて、その場で画像を読み、説明してくれるのが理想

▼基準を満たすマンモグラフィーがある施設

マンモグラフィー検診精度管理中央委員会が推進する精度の高いマンモグラフィーがある病院は、〈http://www.mammography.jp/〉で公開されています。

アメリカでは92年、基準を満たさない施設でのマンモグラフィー検査が法律で禁じられました。一方、日本では、厚生労働省の指針により乳がんのマンモグラフィーは講習を受けた技師や医師が行うことが望ましいとされていますが、強制力はありません。

です。病院に電話をして、このような対応が可能かどうかを、事前に尋ねてみてください。そうすれば、その分不安を減らすことができ、もしがんとわかった場合にも、それだけ治療を早く進めることができます。

もし、あなたが治療を受ける施設に専任の放射線医がいない場合は、２度目の読影を別の放射線医が行っているかどうかを尋ねましょう。中には、より正確な診断を保証するために、２度目の読影にはコンピュータを使う施設もあります。コンピュータはより精査が必要な微小なエリアの異常をマーキングし明らかにします。

●デジタル・マンモグラフィーが増えている

最近の傾向としては、デジタル・マンモグラフィーに変更してきている施設も多くあります。濃度の高い乳腺組織が多い若い女性などの場合、アナログ・マンモグラフィーでは乳がんを発見しづらいので、デジタル・マンモグラフィーを受けることをお勧めします。腫瘍はマンモグラフィー上で白く映りますが、濃度の高い乳腺組織も白く映ります。この微妙な差をアナログ・マンモグラフィー上で見分けなくてはならないのですが、それが不可能なこともあります。デジタル・マンモグラフィーなら、画面の背景を明るさを変えながら観察できるので、アナログ・マンモグラフィーではわかりにくい腫瘤が見つかることがあります。

あなたにデジタル・マンモグラフィーが必要かどうか、またデジタル・マンモグラフィーがその施設にあるかどうかを放射線医に尋ねましょう。

乳がん手術の経験豊富な外科施設を選ぶ

乳がんの外科手術は、経験豊富な外科医が行うことが大変重要です。経験豊富な外科医のいる施設で外科手術を受けたほうが生存率が高いという研究結果も報告されています。

外科医は、たとえば、乳房の再建手術を受けた場合と受けなかった場合それぞれの平均入院日数、手術中または手術後に生じた問題点、過去の患者さんの満足度など、さまざまなデータについて、把握しているべきです。治療をしてほしい医師を決める際、これらすべての情報が重要になってきます。こうした情報は、本やインターネットでも調べられる場合もありますが、外科医に直接聞くのが一番です。

また、どのような術前教育が患者と家族に向けて行われているかについても尋ねましょう。ブレストセンターで患者教育を行う乳がんの専門看護師は、あなたが受ける外科手術についての不安を軽減するように助けてくれます。

▼乳がん手術を年60件以上実施した医療機関
http:www.yomiuri.co.jo/iryou/medi/jitsuryoku/05122/list02.htm
▼日本乳癌学会認定施設
http://www.jbcs.gr.jp/shisetu/shisetu.html
▼日本乳癌学会認定の乳腺専門医
http://www.jbcs.gr.jp/ninteii/senmoni.html

家族のリスクを診断する専門家がいるか

あなたの家族が乳がんになるリスクを知っておくことも重要です。あなたが治

臨床試験、受ける？ 受けない？ Column

主治医から、ときには臨床試験への参加を勧められることもあります。

臨床試験とは、新薬を作るために、人に有効で安全かどうかを確かめる試験のことです。どの病院でも受けられるわけではなく、その臨床試験に参加している病院でのみ可能です。ですから、希望する臨床試験がある場合は、あなたが治療を受けている病院が、その臨床試験に参加しているかを主治医に確認しましょう。

最新の新薬の臨床試験では、その治療法のメリットやデメリットについてまだよくわかっていない場合もあります。厚生労働省によってまだ承認されていない薬も含まれます。臨床試験の過程は、一部始終が経過観察され、そのデータは研究上、蓄積されます。すでに乳がんの治療に有効と確認済みの薬だが最適な投与量が決まっていない場合、あなたに合う臨床研究に参加するように勧められるかもしれません。

もちろん、すべての臨床試験が参加する患者さんにとって有益であるとは限りません。しかしながら、臨床試験に参加することは、将来の治療に重要な影響を与える可能性のある研究に貢献し、治療が前進することにつながります。臨床試験に参加することは、現在の治療や処置に代わる、将来の革新的な治療開発の大きな将来像に貢献することになるのです。

臨床試験の参加規準を満たしていれば、誰でもその臨床試験に参加することができます。臨床試験への積極的な参加が、将来的に、同じ病気で悩む多くの患者さんを救う結果にもつながります。臨床試験に参加することが一般的になっているアメリカでは臨床試験に参加することは治療の大きな選択肢となっていますが、日本では実施体制も不十分で、まだまだ限定的です。

国立がんセンターのウェブサイトでは、現在全国で行われている乳がんの臨床試験が公開されています〈http://ganjoho.ncc.go.jp/professional/med_info/clinical_trial/ct0031.html〉。

療を受けようとしているブレストセンターには、健康管理の専門家がいるのか、誰がこの健康管理のサービスを行っているのか、そして年間何人が乳がんと診断されているのかを尋ねましょう。

入院と外来の治療が継続しているか

入院時に診てくれた医師と、外来で診る医師は違う場合があります。入院から外来に転換したとき、引き続き効果的で効率的な治療を受けられることが必要です。あなたの状態や治療方針についての情報をどのように引き継いでいるのか、また退院後のあなたの状態をどのように確認するのか、誰があなたの治療計画の責任を負うのかなどについて確認しましょう。あなたが自宅にいてもちゃんと見守られているという確信が持てるようにしましょう。がん専門看護師など、あなたを担当する看護師が電話で連絡を取ってくれたり、外科治療のあとに在宅看護を提供する施設もあります。

いずれにせよ、あなたを治療する専門家チームがお互いに密接なコンタクトを取り合うことが必要です。彼らがどうやって話し合っているのか、どのように治療の進行状況や必要な事柄を知らせ合うのかを聞いてみてもいいでしょう。あなたの紹介医やホームドクターも含めて、あなたと彼らとがしっかり団結した状態であることが望ましいですね。うまく治療が続いていると自信が持てれば、あなたも家族も安心できるでしょう。自分は良い治療を受けているのだと、自信を持てるようにしたいものです。

緊急の場合はどうすればいいか

治療のあと正常な体調に戻らず具合が悪いなど、緊急のときに迅速に対応してほしいときはどうすればいいでしょうか。欧米のブレストセンターは**24時間体制**であることが多いですが、日本にはそのような体制をとっている乳がん専門の病院はまだまだありません。もし緊急事態になったら、救急外来を受診することになるでしょう。

▼24時間体制
アメリカのホームドクターは、通常必要があれば24時間体制で対応してくれるシステムになっています。

わたしの体験から

主治医の連絡先を聞く

何か疑問や困ったことがあるときにすぐに相談できるように、主治医の緊急連絡先（携帯番号、メールアドレス）を教えてもらいました。実際にメールで質問すると、主治医はすぐに答えてくれて、安心して治療を受けられました。

相談しやすいスタッフを見つける

あなたは自分の治療計画について、できるだけすべてを知りたいですよね。ブレストセンターの中に、あなたが質問しやすく、信用できるスタッフを見つけて、その人にすぐ連絡できるようにすることが必要です。そうすることで、あなたの体に何が起きていて、良くするには何が必要かがわかるようになります。

教育プログラムや講習会を継続してくれるか

治療が終了してからも健康でいられるために、最新の治療プログラムや乳がんに関する新しい研究について知識を得続けることは、あなたとってもも家族にとっても、大変プラスになるでしょう。

治療後に引き続きどのような教育プログラムを提供しているか主治医に確認してみましょう。ホルモン療法の新しい治療選択肢、閉経後の症状への対処、乳がんの遺伝子診断、最新の乳房再建、乳がんの再発の恐怖への対処についてなどの教育です。治療が終わっても、その影響は長期間にわたって続くかもしれません。その病院が、あなたに最新の情報を定期的に提供してくれると期待するのは当然のことです。

家族も乳がん教育を受けられるのが理想

乳がんそのものや治療選択肢について、また治療の各段階でどんなことが予想されるかについて、あなたが教育を受けることはもちろん必要ですが、同時に、家族が教育を受けることも大事なのです。あなたを愛し支える家族も、この教育で恩恵を受けます。あなたを心配しているのですから、あなたに何が起こっているか理解できれば、家族は自分の時間とエネルギーを使って、あなたを支えることに集中できます。医療関係者は、家族の教育に十分な時間と医療資源の投資をする必要があります。

わたしの体験から

家族教育はほとんど行われていない

アメリカのブレストセンターでは一般的になっている家族への教育ですが、残念ながら、日本の病院では患者さん自身への教育でさえ十分でないことが多く、家族の教育までサポートできている病院はほとんどないと思われます。教育には保険点数がつかず収入につながらないので、日本の病院では導入が難しいのでしょう。今後の課題だと思います。

▼家族教育
国立がんセンターのウェブサイト内「がん情報サービス」に、「家族ががんになったとき」という冊子が公開されています。〈http://ganjoho.ncc.go.jp/public/qa_links/brochure/society.html#03〉

サバイバーボランティアはいるか

アメリカのブレストセンターには、乳がんについて繰り返し講習を受け十分な知識と経験を持っているサバイバーボランティアがいて、できるだけ同じような治療を経験した人や、同じような治療段階にあるボランティアと話ができるよう、がん専門看護師がコーディネートしています。

しかし日本では、このようなサバイバーボランティアを抱えている病院はほとんどないのが実態です。

正しい病理診断レベルかを評価する機関もある

病院で提供されている病理診断が良い診断レベルであるかどうかをしろうとが判断するのは、困難です。専門の評価機関の情報を参考にしてみましょう。アメリカには、医療施設認定合同審査会（ＪＣＡＨＯ）があります。この組織は年に3回ベースで病院を査察し、その所見に基づく報告を記録しています。報告書には、病理学的診断部門に対する所見もあるのですが、査察官が実際にスライドを診るわけではないので、診断が正しいかを決定することはできません。病理の診断過程を見て、それが有効に行われているかを見るのです。また、病理医の資格書類を審査したり、ほかのスタッフの書類もチェックします。

日本には、**財団法人日本医療機能評価機構**という組織が95年に設立されました。

▼財団法人日本医療機能評価機構
http://www.report.jcqhc.or.jp/

第6章

セカンドオピニオン

決して特別なことではない

あなたにとって最善の治療を主治医と一緒に判断するために、主治医以外の医師の意見を聞くことがセカンドオピニオンです。患者さんが医師に診てもらったあとで、セカンドオピニオンを求めることは、決して特別なことではありません。医療が進歩してさまざまな治療法が選択できるようになっています。医師によって専門や経験がまったく異なるため診断や治療に対する考え方が違うことはよくあります。また医師や病院によって、治療や診療のレベルに差があることもあります。ですから大切なのは、どの病院に行くかではなく、どの医師にセカンドオピニオンを聞くかです。その結果によっては、医師を代えることもあります。

セカンドオピニオンにより、主治医の治療方針に納得できれば、安心して治療に取り組めます。別の治療を選択するチャンスも得られるし、誤診が発見できることもあります。病気や治療への理解が深まれば、結果的に医師との信頼関係を築くことにもつながります。一方、医師にとっては何かを見落としたりするリスクを減らし、より良い治療方針を立てることに役立ちます。

まだセカンドオピニオンに消極的な医療機関もあります。でも、自分の命を左右する診断や治療法など病気について少しでも多くの情報を得たいと考えるのは当然のことで、どんな医師でもこの気持ちを尊重すべきなのです。

セカンドオピニオンを申し込んだら、ほとんどの場合、診断に必要な病理スライドを手配するようにといわれます。セカンドオピニオンをする医師は、これまでのマンモグラフィーやＣＴ、ＭＲＩなどの乳房画像検査の結果も要求するでしょう。セカンドオピニオンには、過去の病理結果や多くの画像情報を読み直すなど、時間のかかる作業が多いため、セカンドオピニオンをする医師にとっても楽な作業ではありません。しかし、患者さんのことを第一に考えてくれる医師なら、必ず理解を示してくれて、相談に乗ってくれるはずです。

どんなときにセカンドオピニオンを検討すべきか

主治医から受けた診断や治療方針に納得できないときや、主治医から提示された複数の治療法のうちどれを選択すべきか迷っているとき、主治医から提示された診断や治療法以外の可能性について知りたいときなどは、セカンドオピニオンを検討するといいでしょう。

セカンドオピニオンは、即病院や医師を代えることではありません。

●医師を代えたい場合

最初から医師を代えることを希望する場合は、セカンドオピニオンの対象にはならず、通常の受診手続きを踏むことになります。

●セカンドオピニオン医師をどのように探せばいいか

主治医から信頼できる乳腺専門医を紹介してもらうほか、**インターネット**で自分が希望する治療を得意とする医師を絞り込んで調べ、その医師について主治医に相談してみるのもいいでしょう。また、患者会や知り合いの医療関係者がいれば紹介してもらう方法もあります。

▼インターネットで調べる

- セカンドオピニオン・ネットワーク
  http://www.2-opinion.net/index.html
- セカンドオピニオン・協力医リスト
  http://www.2-opinion.net/html/doctorslist.html

セカンドオピニオンの費用

セカンドオピニオンは保険適用ではありません。病院にもよりますが、一般的に1回のセカンドオピニオンで約1～3万円程度の費用がかかります（2008年7月現在）。保険が適用されている追加の検査や診察を希望する場合は、あらためて受診することになります。

セカンドオピニオンの手続き

①まずは、主治医に申し出る

まず主治医にセカンドオピニオンをお願いしたいとあなたの口から伝えることが大事です。主治医の協力があれば、セカンドオピニオン先の病院と診断情報を共有するなど医療連携をスムーズに進めることができます。また、主治医からセカンドオピニオン先の医師や医療機関を紹介してもらうこともできます。

主治医にセカンドオピニオンを申し出る前に、セカンドオピニオン先が決まっていなくても問題ありません。まず申し出てから、じっくり探すか、主治医に相談してみましょう。

②主治医に紹介状と過去の診療情報をもらう

主治医に紹介状と、病理検査、画像検査、血液検査などの診療情報をもらうことをお願いしましょう。画像診断の情報はできる限り多いことが望ましく、フィルムやデータでもらいましょう。それらがないと、もう一度検査をやり直さなければなりません。

③自分はどのような治療や生き方を望んでいるかをよく考える

人生において優先したい事柄やその順位、価値観は人それぞれ異なります。あなた自身がどのような生き方を望んでいるかによっては、治療が異なることもあります。あなたの希望に合う治療を得意とする病院や医師に相談しましょう。

④どの医師に相談するかを決める

医師によってあなたに勧められる治療方針が異なることはよくあります。ですから大切なのは、どの病院に行くかではなく、どの医師にセカンドオピニオンを依頼するかです。同じ病院でも医師によって専門や経験がまったく異ります。主治医に相談して、信頼できる医師を紹介してもらうのもひとつの方法です。

⑤電話で問い合わせる

医師を決めたら、セカンドオピニオンの目的をはっきり告げて、病院に電話で問い合わせてみましょう。

⑥これまでの経過、主治医の意見、質問などをまとめる

いままでに行った画像情報を1つ1つ確認したり、セカンドオピニオンを受け入れる医師や病院の負担はかなり大きいのです。セカンドオピニオン医の負担をできるだけ減らすために、これまでの経過、主治医の意見、質問リストなどをまとめてセカンドオピニオンの当日、医師に自分が説明しやすいようにメモしておきましょう。

⑦セカンドオピニオンを受ける

事前に作ったメモか質問リストを活用しましょう。自分で質問が難しいならば、質問リストをそのまま医師に渡して読んでもらっても構わないのです。

⑧主治医にセカンドオピニオンの結果を報告する

あなたから主治医にセカンドオピニオンの結果を報告して、今後の治療をどのように進めるか相談しましょう。セカンドオピニオン医からも主治医に報告があります。

●なぜ紹介状がいるのか

いままでの経過についての情報の要約が紹介状には書いてあります。紹介状があると、セカンドオピニオン医があなたの現状を理解しやすくなります。また、すでに行った検査を確認でき、検査の重複を避けることにもなります。

国立がんセンターの「がん情報サービス」のウェブサイトでは、**セカンドオピニオン外来についての情報**があります。

▼セカンドオピニオン外来についての情報
「がんの医療相談について――セカンドオピニオンの実際」
〈http://ganjoho.ncc.go.jp/public/event/2003/record/20031129_2.html〉

わたしの体験から

セカンドオピニオン

わたしはセカンドオピニオンを希望し、乳がんの疑いがあると診断された外科医に紹介状を書いてもらいました。ただ、どの病院にするかを決めるだけの十分な情報がなかったので、その医師にお勧めの病院や外科医の名前を教えてもらいました。紹介状の宛先は、特定の病院や医師に限定しないように作ってもらいました。すでに行った超音波検査、マンモグラフィー、細胞診の画像と結果レポートのコピーもお願いしました。

インターネットや知人などから情報を得て、セカンドオピニオンの外科医を決め、外科外来に電話をしました。こちらの主旨と希望の日程を伝えると、「セカンドオピニオンは保険外の扱いですから、通常の診療外の時間帯で行っています。早くても10日～2週間後になり、時間帯も先生の一般外来・手術のない時間になりますので、近くならないと予定はわかりません」といわれました。でもわたしはリンパ節転移の疑いもあったので、そんなに待ちたくありませんでした。そこでとっさに、セカンドオピニオンではなく、たとえ検査をやり直すことになっても一般の診療でもいいと考えを切り替えました。すると、病院のほうでもすぐに了解してくれました。

それでもせっかくなので紹介状と画像を持参して、すぐにその外科医の外来を受診しました。「すぐに造影CT検査をしてみましょう。結果が出たら詳しくお話しますから、次回はご主人と一緒に来てください」と、通常の診療時間外の夕方に予約を入れてくれました。

第7章 周囲の人への告知

わたしが乳がんだと診断されたとき

わたしたちの娘のローラは、わたしが乳がんだと診断されたとき12歳でした。自分の診断結果や回復するためにはどんな治療が必要かについて、わたしはとても正直に娘と話しました。娘はいかにも子どもらしい質問をしました。たとえば、「ママは死んじゃうの?」「わたしを生んだから乳がんになったの?」などです。そして予想外のことも聞いてきました。「お医者さんは、残った右側の胸を、胸の真ん中に動かすの? だって、そうでもしないと、ママが歩くとき、右に傾いちゃうでしょう?」と。子どもの発想って、なんてすてきなのでしょう!

わたしにとって、母親への告知がもっとも困難でした。直接会って目を合わせるのではなく、電話で伝えたのは救いでした。でもその行為は、まるで受話器を通して母の耳に酸を流し込むことのように感じました。乳がんの告知は、人生の中で母に伝えたもっとも辛いことの1つでした。

友人の中には、告知したあと、わたしに電話するのを避ける人もいました。友人たちは気が動転しすぎていたのでしょう。それでわたしは、みんなの緊張をユーモアで楽にする方法を考えました。自分の胸のパッドに「ベティ・オッパイ(Betty Boob)」と名前を付け、そのことを知らせたのです。だってわたしにとってこの胸は、新しい相棒となるのですから。

するとすぐに電話が鳴り出し、「それで、ベティはどうしている?」と尋ねてきた友人がいました。さらに2年後、2度目の乳房全摘出術が必要な事態に直面したとき、わたしは友だちに電話をしてこういいました。「きょう、ベティ・オッパイにルームメイトができることになったの。名前、一緒に考えてほしいのよ」

誰に知らせたほうがいいか

がんであることをほかの人に知らせるのは、大変難しいことです。がんが進行していればいるほど難しく感じられるでしょう。あなたも自分の診断結果を聞いたとき、ショックでしたよね？　それと同じことが、ほかの人にも起こるのです。最初に誰に知らせる必要があるか、また誰に知らせたいかを決めましょう。

知らせる必要がある人は、それによって直接影響を受ける人たちです。家族、とくに家族歴があるために乳がんになるリスクが高い人、そしてあなたの上司（あなたがなぜ、そしていつ、仕事を休むことになるかについて、知る必要があります）、親しい友人、あなたと一緒に生活している人などです。生活習慣を変えて影響を受ける人や、感情的な衝撃をもたらすかもしれない人、あなたがとてもストレスの多い状態になっていると気付いている人たちには、全員に知らせる必要があります。

子どもに知らせること

母親が乳がんになったことをどのように子どもに伝えるかは、子どもの年齢にかかわらず、難しいでしょう。父親（夫）に同席してもらいたいか、それとも一人で話したいか、もしくは父親が知らせるのか、それはどのタイミングで、どの程度詳しく話すのかについても決める必要があるでしょう。医師の診察を受け、治療計画が決まるまで、多くの親は子どもに知らせるのを待とうとします。

子どもがもし年長であれば、どれだけ衝撃を与えるだろうと不安かもしれません。また女の子なら、自分もいつか乳がんになるのではないかという不安を与えるのではと心配でしょう。しかしどんな不安や心配があるにせよ、子どもには正直でいてください。子どもたちはまるで本を読むかのように、あなたを読み取るでしょう。隠し立てをすることは疑惑をもたらし、子どもたちを慰めるどころか怖がらせます。

治療の課程でどんなことが起こるかについても説明しましょう。そうすれば、あなたががんから解放されるためにいま必要なことをしているのだということがわかります。子どもにはあなたが病気である事実を知らせるだけでなく、病気を乗り越えるためにあなたがどんな気持ちでがんばっているのかなど、あなたの気持ちも正直に伝える努力をしてみましょう。

両親と姉妹に知らせること

両親に知らせるのもまた辛いことです。母親は娘の代わりに自分が乳がんであったら良かったのにと願うこともあるでしょう。彼らは直面した事実を何とか変えようとするかもしれませんが、そんなことはもちろんできませんし、すべきではありません。それよりも、あなたを建設的に手助けしてくれるよう、方法を教えてあげればいいのです。いずれにしても、親というのは、あなたが必要ないと思っていても手助けしたいと思ってくれるのですから。

姉妹は、家族の中で次に乳がんになるのは自分ではないかと恐れているかもしれません。その不安とうまく付き合っていくためのサポートや情報を必要としているかもしれません。あなたのために調べたり治療に参加したりしたことが両親や姉妹を力づけることになるのです。

あなたが病気を克服するためにどんな努力をしているのか、どのように治療が進んでいるかを家族に伝え続けましょう。そして家族が助けてくれるときは遠慮せずに頼りましょう。周りの人は、あなただけでなくあなたの家族が、乳がんを恐れながら生活しているのではと心配しているのです。

わたしの体験から

両親に知らせる

両親に乳がんのことを知らせたのは、約半年の抗がん剤治療が終わり、その結果がすべて出たあとでした。診断されてからすでに7カ月がたっていました。両親は、飛行機で1時間以上の所に住んでいます。今後の状況がわからないときに知らせたら、何もできないとわかっていても、無理をしてでも急いで駆けつけるに違いないと思いました。そうすれば、不安とストレスで両親のほうが病気になってしまうかもしれません。ずっと迷いましたが、結局治療の結果が出るまでは、話さないことに決めました。

告知したときは、どうしてもっと早く話してくれなかったのかといわれましたが、「気遣ってくれたことで、かえって助かったかもしれない。ありがとう」と母がいってくれました。

わたしの体験から

姉妹に知らせる

妹に知らせたのは、ちょうど3回目の抗がん剤を受けたあとで、診断されてから2カ月半が過ぎた頃でした。病気になる前から計画していた旅行先の宿で話そうと決めました。宿で入浴するには、ウィッグ（かつら）を脱がないといけません。どう話せば一番ショックが小さいだろうと頭をひねりましたが、いい方法が浮かびません。たまたま妹が知り合いの人のウィッグの話をしたのを機に、実はわたしもと打ち明けました。

両親には抗がん剤治療の結果がわかるまで話さないでおきたいことも話しました。お互いにそのほうが両親のためにいいという意見で一致しました。妹は、その約束を半年以上ずっと守ってくれました。

パートナーに知らせる

一番身近な存在であるパートナーには、できるだけ早く事実を知らせましょう。うまく話す必要はありません。ありのままに率直に相談できるパートナーは、貴重な存在です。自分が不安に思っていること、治療に対する自分の考えや気持ちをパートナーと共有できれば、大きな心の支えになるでしょう。パートナーは気の利いた言葉を返す必要はなく、ただ黙って耳を傾けるだけでも、十分支えになります。逆に、がんばれなどと励まされすぎると、かえって辛い気持ちを表現しにくくなるかもしれません。

あなたの気持ちや行動が、パートナーには理解しにくい場合もあるでしょう。あなたにとっても受け入れがたいほどの事実ですから、パートナーは無意識のうちにストレスを受けないようにしているのです。あなたが負担でなければ、温かく見守る姿勢も必要です。病気をきっかけに特別扱いするのではなく、これまでどおり普通に接しましょう。パートナーは、患者さんができることやしたいことを尊重して、必要に応じてサポートをすることも大切です。

同僚や友人にはどこまでどのように知らせるか

同僚や友人にどうやって知らせるかは、難しい問題です。とてもオープンに話せる人もいるでしょうし、何も話せない人もいるでしょう。何人かの親しい友人だけに話すか、もしくは広く公開して、積極的にたくさんのサポートを得るのかは、人によって違います。どうしたいかは、あなたが決めればいいのです。

とくに何にポイントを置いて話すか、また今後も知らせ続けるか、周りの人はちゃんとわかってくれているかを確認するのは難しいことです。そんなときは、治療や病理の結果をみんなに通知するのを誰かに任せたっていいのです。そうすれば、あなたの重荷は軽くなり、情報も一貫します。Ｅメールなら、同時に同じ情報を送信できるので便利で、時間を大幅に節約することにもなります。

わたしの体験から

同僚に知らせる

今後の治療や副作用によっては、仕事が続けられなくなる可能性もあります。わたしの場合は、ストレスを解放して自分自身の精神衛生を保つためにも、できるだけ仕事を続けたいと強く思ったので、上司には早く相談する必要があると考えました。

まず、職場で一番親しく仕事での関わりも多かったある同僚と直属の上司には、すぐに知らせようと思いました。その同僚には、乳がんと診断された１週間以内に、仕事のあと喫茶店で話しました。彼女は大変ショックを受けたようでした。そして絶対にセカンドオピニオンをとるようにと、アドバイスをくれました。

さらに彼女の計らいで、わたしが上司に話す前に、彼女から上司に少し話してくれたので、上司は自分の判断で、仕事上関わりの深い少数の人に知らせておいてくれました。そのほうが、今後治療のために休む必要があるときにも、わたしが気兼ねなく休めるだろうと考えてくれたそうです。結果的にとても気分が楽になり、助かりました。

わたしの体験から

友人に知らせる

親しい友人に話すのも、とても辛いことでした。直接会って知らせようとすると、感情が先行して胸に押し迫り、悲しい気持ちで胸がいっぱいになり、どうしても順序立てて冷静に話すことができません。それで直接伝えるのではなく、親友には最初の抗がん剤治療の入院先から電話をしました。

治療中もよく会う可能性のある一部の友人には、電話もしくは直接伝えました。自分との距離を近く感じる友人ほど、感情的な苦痛を伴いました。

とくに助けてくれる友人に知らせる

あなたに電話することを避ける友人もいるかもしれませんが、彼らが気にかけていないのではなく、泣かずに何をいったらいいのかわからないほど、ショックを受けているか混乱しているのでしょう。動揺するかもしれないけれど、わたしにはみんなの助けが必要なのだと伝えましょう。

たとえば子どもたちを学校や催しに車で連れて行ったり使い走りに行くこと、保存用の料理を作ること、赤ちゃんの世話、子どもの宿題を手伝うこと、明るい気持ちになるような楽しいビデオをあなたに貸してくれることなど、たくさんあります。ユーモアが免疫システムを作ることも覚えておきましょう。

第 II 部

乳がんの外科治療を進めよう

乳房を失うことは、女性にとって大変な脅威ですが、現在は乳房をできるだけ残す手術方法が増えてきています。また、より良い乳房再建の選択肢も増えています。

第8章

乳房の外科手術と温存術、リンパ節への転移

セックスのことは?

女性は乳房全摘出術というと乳房を切断することばかりを想像してしまいますが、それは間違っていると、わたしの夫はいいます。転換手術を受けるのだというのです。つまり、わたしをがんの犠牲者からサバイバーに転換させることが、外科医の使命だというわけです。わたしは、自分の乳房を人生の別のチャンスと交換したのです。そう考えれば、乳がんの体験は、私の人生にとって納得のいく公正な取引ということができます。

夫はわたしを抱き寄せると、わたしたちの心臓が触れあって、一緒に脈打つのを感じるといいました。パートナーは、彼女の魅力や彼女への気持ちは、乳房があるからではないのだといって安心させてあげる必要があるのです。そうすれば、二人の関係や感情はもっと深くなるでしょう。

2回目の乳房全摘出術を受けたとき、夫はわたしの不安に気付き、とても賢いことをしてくれました。新婚カップルの旅行先として人気のあるペンシルバニア州ポコノマウンテンに連れて行ってくれたのです。これには驚きました。「視覚や臭覚のようなある1つの感覚を失ったら、ほかの感覚が前より鋭くなると読んだことがある。きみの性感帯にもこれと同じことが起きるかもしれない。48時間以内にこの理論を証明するのが、ぼくの使命だ」。こういって、彼はそれを実行したのです！

外科治療は女らしさのイメージに対する脅威になる

多くの人は、女性の乳房から、美しさや女らしさ、セクシーであること、母親らしさなどを連想します。わたしたちは胸の谷間に憧れ、目立つようにします。ですから乳がんの手術は、こうした女性自身のイメージに対する脅威と感じられます。女らしくなくなるのではないか、パートナーから性的な魅力を感じてもらえなくなるのではないかと心配し、恐れるかもしれません。あなたにとって大切なこうした不安についてパートナーと話し合うことは、二人にとってとても大事なことで、外科手術の前に行うべきことなのです。

手術日はあなたの転換日

あなたにとっての最善の治療計画が決まると、気分が楽になるでしょう。そのときから、この病気に対して行動を起こそうという気持ちになるものです。どのような外科手術を選んだにせよ、手術の日には、「きょうが人生の転換日だ」と思って気持ちを集中しましょう。あなたは、まさに乳がんの犠牲者から乳がん克服者（サバイバー）に変わってゆく過程にあり、そのための最初の跳躍をしているのです。

乳房の外科手術の種類

あなたは現在の外科手術の最高レベルの選択肢まで視野に入れて選ぶ権利があります。

●一般的な選択肢

まず、しこりを含む乳腺の一部を切除する「乳房温存術」と、乳房全体を外科的に取り除く「乳房切除術」があります。これに加えて、リンパ節にがん細胞の転移があるかどうかに応じて、わきの下のリンパ節をすべて取り除く「**腋窩**《えきか》リンパ節郭清《せっかくせい》」を行います。また、乳房再建を同時に行う乳房切除術もあります。

▼一般的な選択肢
日本乳癌学会の全国乳癌統計（２００４年度）によると、日本でおもな手術方法は、乳房温存術が50・1％、乳房切除術は42・5％となっています（残りは乳房切除術など）。病院にもよりますが、最近は乳房温存術が増えてきています。いずれにせよ、乳房温存術によって、いままでは80％以上という高い確率でよい見通し（予後）が期待できます。しかもほとんどの場合、放射線療法を加える乳房温存術と乳房切除術を比べたら、それぞれの生存率は同じです。

▼腋窩
「腋」はわきの意味。

- 乳房温存術→❶乳房温存術（乳房部分切除術）、❷腫瘍核出術（腫瘍摘出術）
- 乳房切除術→❸胸筋温存乳房切除術（乳房全摘術）、❹皮膚温存乳房切除術、❺乳頭温存乳房切除術、❻単純乳房切除術

乳がんのサイズや腫瘍の位置、、乳房の大きさ、場合によっては診断時の年齢や病理検査の結果（乳がんの組織分類やその性質など）から、病気が今後どのような経過をたどるのかを予測し、見通しを立て、適切な手術方法を選択します。乳房の容積に対して乳がんの占める割合が大きい場合、つまり比較的大きな腫瘍のある場合は、乳房切除術を勧められます。また、乳房内の離れた位置に複数の腫瘍があれば乳房温存術は適さないので、乳房切除術を受けることになります。どれぐらいの時間で回復し、日常生活に戻れるかは、受けた外科手術の種類によって違います。乳房温存術では、たいてい1～2週間で日常生活に戻れます。再建なしの乳房全摘術でも同じです。すぐに仕事を再開する患者さんもいます。乳房再建手術を乳がんの外科手術と同時に行った場合の回復期間は、乳房再建手術の章（第9章）を参照してください。

●乳房温存率は高ければよいというものではない

一般に公表されている乳房温存率の統計だけで、乳房温存率が高いからといって、必ずしも進んだ施設とはいえないのです。手術後に残った乳房の形が良いかどうか、手術後の乳房内で再発する可能性はどのぐらいいかなど、乳房再建術に

ついての詳しい具体的な情報も考慮しましょう。

乳房温存術を希望するならば、これらについて主治医に確認するといいでしょう。また、乳房温存術のあとには、通常放射線療法がセットで行われますが、放射線を浴びると皮膚が硬くなり、乳房再建が難しくなる場合もあることも、頭に入れておく必要があります。

●術中迅速病理診断でがん細胞を取りきれたか確認できる

切除した組織の断面の部分を一般的に断端《だんたん》（切り口）といいます。術中迅速病理診断の結果、この断端から2㎜以内ほどにまでがん細胞があれば、温存した乳房内にがん細胞が残っている可能性があります。その場合は切除する範囲を広げて、手術を行うことになります。このように迅速病理診断により、確実にがん細胞を取り除くことが可能になっています。

❶乳房温存術（乳房部分切除術）

乳房温存術とは、乳房をできるだけ温存する手術です。おもに早期のがんが対象で、ステージ（病期）Ⅰ期とⅡ期の標準治療になっています。早期の乳がんでは、温存手術を放射線治療と組み合わせれば生存率に差が出ていません。日本国内でも普及してきている手術法です。

乳房温存術が可能なのは、通常がんの大きさが3㎝以下（乳房が大きい人では、がんの大きさが4㎝以下まで可能な場合もあります）で1つの乳房内にがんが1

ヵ所のみ、もしくは複数あってもそれぞれの位置が近い場合などです。しこりが小さくてもがんが乳腺内で拡がっていたり、1つの乳房内の離れた部位にがんが複数あれば、乳房温存術はできません。

がんはしこりの部分だけでなく、周辺の乳腺組織にまで拡がっていることが少なくありません。またしこりを作らず乳管を這うように拡がるタイプもあります。乳房温存術では、がんの周囲の数cm外側の正常部分まで含めて切除して、乳房を部分的に残します。以前はがんの周辺を扇状や円状に切り取っていましたが、現在はがんの拡がり具合に合わせて、必要な部分だけを切除します。わきの下のリンパ節（腋窩リンパ節）にがんの転移があることが確認されれば、腋窩リンパ節も切除します。回復期間は通常、数日~10日前後です。

乳房温存術というと、乳房が元のままきれいに残るイメージを持つかもしれませんが、医学的には、少しでも乳腺が残せれば乳房温存術といいます。できるだけ乳房を元に近い状態に残そうと努めますが、切除した部分が大きい場合は、後に乳房の変形や乳頭の位置のずれ、乳房の左右非対称、目立つ位置に傷跡が残るなどの問題が生じることがあります。実際に乳房がどの程度残せるのか、傷のサイズや位置などを、手術の前に外科医に必ず確認しましょう。できれば、同じ手術を受けた人の写真を見せてもらうといいでしょう。

乳がんは早期の段階から、目に見えない微小ながん細胞の転移が全身に拡がっている全身病だという考え方が一般的になっています。そのため、全身への微小ながん細胞の転移を消失させる目的で、乳房温存術のあとに抗がん剤を使う化学療法や放射線療法などを併せて行うのが一般的になっています。

❷腫瘍核出術（腫瘤摘出術）

腫瘍核出術とは、細胞診や組織診（針生検）で手術前にがんと診断できなかった疑わしい場合に行われ、正常な乳腺はほとんど残して、しこりだけを切除する手術です。がんの手術としては一般的ではありません。

❸胸筋温存乳房切除術

乳房切除術とは、がんのある側の乳房全部を切除しますが、胸筋は残します。胸筋を残して、がんのある側の乳房、乳頭、乳輪を含む乳房すべてを切除するのが胸筋温存乳房切除術です。

がんの直径が３㎝以上と大きい場合や、３㎝以下でも乳房内にがんが拡がっている場合、乳房内にがんが多発している場合などで、切除する範囲が大きく乳房温存術が難しい場合には、胸筋温存乳房切除術が行われます。乳房再建なしでこの手術が行われた場合、回復期間は通常3～4週間です。

必要に応じてリンパ節転移があればわきの下のリンパ節摘出（腋窩リンパ節郭清）も行います。手術後に腕のリンパ浮腫や腕や肩の運動障害が起こることがあります。再建なしの乳房切除術を受けた人は、片側の胸が平らになるので、少女に戻ったかのように思えるでしょう。

❹皮膚温存乳房切除術

乳頭・乳輪は切除しますが、乳房の皮膚を損傷しない状態で残す皮膚温存乳房切除術もあります。この方法は、乳がんの手術と同時に乳房再建術をする場合、再建をきれいに行うために行います。乳房の外枠の皮膚をすべて残すので、元の状態に近い自然な乳房再建が可能になります。がんの大きさが５㎝以下、乳房内にがんが複数あり乳房温存術が難しい、非浸潤性乳管癌などの場合に行われます。がんの大きさが５㎝を超え、乳房内に広く拡がっている場合や皮膚にまで炎症を起こしている乳がん（炎症性乳がん）には行われません。

切除した皮膚が少ないと、乳がんの再発率が上がるのではないかと心配かもしれませんが、**テキサス州立大学ＭＤアンダーソンがんセンター**の論文では、皮膚温存乳房切除術が乳がん再発率が上がることはないと報告されています。

❺乳頭温存乳房切除術

乳頭温存乳房切除術とは、皮膚と乳頭・乳輪を残して、乳腺のみを全部摘出する方法で、乳がんの手術と同時に乳房再建を行う場合に、再建をきれいに行うことを目的に行います。しかし、がんは乳頭へ向かって進む場合が多いため、この手術ができるケースは多くありません。さらに、まだこの方法の長期的な安全性は確立していません。

▼**テキサス州立大学ＭＤアンダーソンがんセンター**
アメリカの権威あるThe U.S News & World Reportの全米がん専門病院ランキング２０１１で、１位に選ばれています。

内視鏡を使った乳房温存術なら負担が小さい Column

乳房をできるだけ切らないで、乳房の変形や手術痕を目立たないようにする内視鏡を使った乳房温存術もあります。これは乳房乳輪部分もしくはわきの下、乳房の外側を部分的にいくつか小さく切開して、切開した部分に内視鏡という器具や電気メスを挿入し、モニターで体の外側から内部を観察しながらがんを切除する方法です。

図のように、傷は乳輪とわきの下や乳房に隠れる目立たないところに2カ所程度、約2～3cmの小ささで、筋肉を切開しないため手術後の痛みが少なく、治りが早いのです。

内視鏡の手術は、がんのサイズが小さいほど望ましく、乳がんの位置が皮膚から遠い位置にあるものが適しています。乳がんのサイズが大きい場合や皮膚から浅い位置にある乳がんでは難しくなります。

内視鏡手術は、高度な技術が必要になるため、乳がんの内視鏡手術に熟練した医師のいる一部の病院でのみ可能です。保険も適用され、入院期間は通常3～5日です。

乳がんの内視鏡手術は、日本では約10年前から行われ、まだ長期的な手術後の経過が明らかではありませんが、手術から5年後の経過は、通常の乳房温存術と変わらないと報告されています。

巻末に、日本で「乳がんの内視鏡手術を行っている病院」のリストがあるので、活用してください。

わたし（青木美保）はとにかく乳房を全部とることに抵抗があったので、何とか乳房をできるだけ元のように残せる方法はないかと情報を探りました。

インターネットで病院ごとの手術データ（「乳がん治療　チーム力がカギ」〈ttp://www.yomiuri.co.jp/iryou/medi/jitsuryoku/00801/list02.htm〉などで調べられる）を調べてみたら、乳房切除術と乳房温存術との比率が病院によりかなり異なり、どの病院を受診するか、どの医師に相談するかにより、提示される治療法がかなり異なることがわかりました。

また、医学書に掲載されている乳房温存術の写真を見て、乳房温存術とはいっても、切除部分が大きいと乳房の変形がかなりあることも知りました。

自分でいろいろ調べた結果、入院期間が短く、手術後の負担が小さい内視鏡による乳房温存術の存在を知りましたが、乳がんの内視鏡手術をおもに行っている病院や医師は、まだ全国でも多くありません。

私はその一人の外科医を受診し、内視鏡での乳房温存術を目指すことにしました。わたしの乳がんのサイズは4㎝を超えていて、そのままでは乳房温存術の適応にはならない状態でした。

まず乳房温存術ができる大きさに乳がんのサイズを小さくするために、手術前に半年間化学療法を受けました。結果的には、幸運にも手術前の化学療法によってがん細胞はすべて消滅してしまい、内視鏡での乳房温存術を受ける必要はなくなりました。

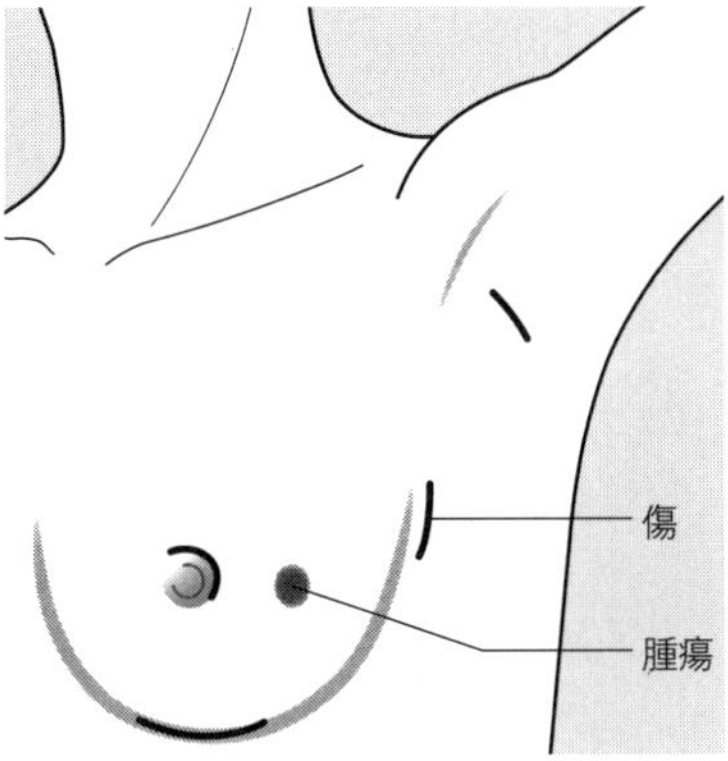

化学療法のあとは、全身に拡がったかもしれないがん細胞を抑えるために、放射線療法、さらにホルモン療法を続けています。

❻単純乳房切除術

単純乳房切除術とは、がんのある側の乳房、乳頭、乳輪を含む乳房すべてを切除しますが、わきの下のリンパ節摘出（腋窩リンパ節郭清）はしません。通常これは、乳房内に拡がった非浸潤性乳管癌に対して行います。

回復期間は、もし乳房再建が同時に行われなければ、通常1～2週間です。入院は人によりさまざまで、日本では通常1～2週間入院しますが、アメリカでは、1泊の入院が必要な人もいれば、外来処置として行われることさえあります。

乳房手術前後にほかの治療法を組み合わせるのが一般的

繰り返しますが、乳がんは、早期の段階から、目に見えない微小ながん細胞が全身に拡がる全身病だと考えられているので、手術で完全にがんが取りきれたとされる場合でも、目に見えないような微小ながん細胞が全身に残っている可能性があります。残ったがん細胞をすべて消失させる目的で、手術を補う**補助療法**、つまり化学療法や放射線療法、ホルモン療法などを組み合わせて行うことが一般的になってきています。

第Ⅲ部で詳しく説明しますが、術後に行う補助療法（アジュバント療法）には、抗がん剤を使う化学療法、放射線療法、ホルモン剤を使うホルモン療法があります。また、手術前に抗がん剤を使う化学療法もあり、術前化学療法（ネオアジュバ

▼補助療法
P148～149ページ参照。

ント療法）といいます。手術可能な早期乳がんに対して術前化学療法を行えば、乳がんを縮小させる効果が十分あり、乳房を温存できる可能性が高くなります。いままでは、この術前化学療法が増えて、標準的な治療になりつつあります。また、全身に拡がっている可能性のあるがん細胞を死滅させて、病気の経過を良くする効果もあります。術前化学療法によってがん細胞が病理検査で完全に消失した患者さんは、手術後の治療の見通しがいいことが**大規模な臨床試験**によって明らかにされています。

▼大規模な臨床試験
アメリカの大規模臨床試験グループNSABPのB－18の臨床試験報告。NSABPのB－18臨床試験により、術前化学療法の効果は明らかにされており、日本乳癌学会のガイドラインでも推奨される治療法になっています。
抗がん剤治療を先に行うことにより、手術を行う時期が遅くなりますが、そのために生存率を悪くすることはないと明らかになっています。

センチネルリンパ生検

●リンパ節転移があるかどうかがわかる

血管とは別に、全身にリンパ管という管がはりめぐらされていて、その中をリンパ液が流れています。リンパ液の働きは、死んだ細胞や血球、細菌などの体内のいらなくなった物質を回収することです。リンパ管のところどころにリンパ節があり、がん細胞や細菌などの不要な物質を血液循環に入れないように濾過《ろか》する関所のような働きをしています。

リンパ節は免疫機能を担う大切な器官で、その数は個人差があり一定ではありません。リンパ液はいろいろな方向に流れるとされてきましたが、最近の研究で一定方向の流れがあると考えられるようになりました。

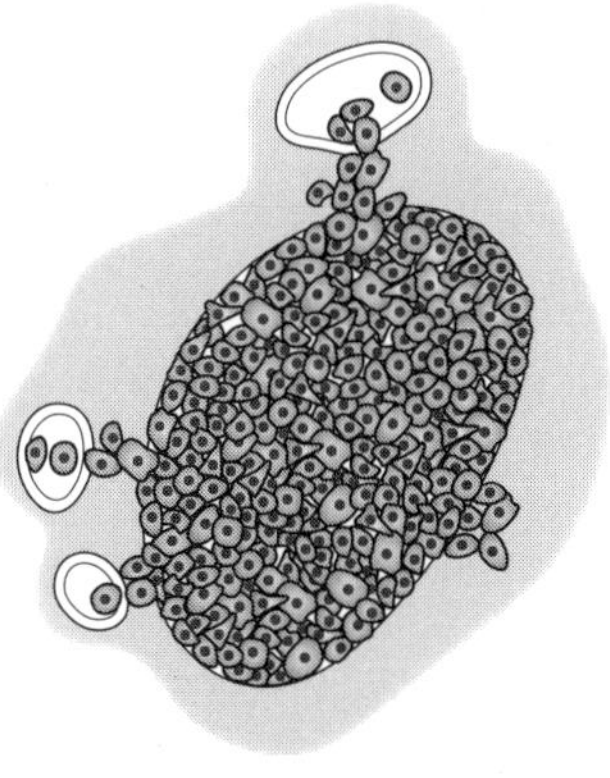
▼リンパ節転移のイメージ

乳腺のリンパ節は、わきの下から鎖骨に広がっています。

乳腺からのリンパ液が一番初めにたどり着くリンパ節が、乳がんのセンチネルリンパ節です。そのため、乳がんからこぼれ落ちたがん細胞が最初にたどりつくリンパ節がセンチネルリンパ節と考えられています。ですから、もしがんがリンパ節に拡がっていれば、このセンチネルリンパ節に最初にたどりつきます。逆にセンチネルリンパ節にがん細胞がなければ、多くの場合、ほかのリンパ節にも転移がないということがわかっています。ですから、センチネルリンパ節を調べれば、リンパ節への転移があるかどうかがわかります。

センチネルリンパ生検は行われないか、あるいは行うのが難しいことがあります。画像診断や針生検ですでにリンパ節転移があるとわかっている人、しこりが大きく（通常3㎝以上）リンパ節移転が起きている可能性が高い人、乳がんの生検をすでに受けていたり、術前化学療法を受けている人です。

●センチネルリンパ生検の実際

センチネルリンパ生検は、わきの下の1つのリンパ節（腋窩リンパ節）を調べます。センチネルリンパ節は複数ありますが、乳がんのセンチネルリンパ節はほとんどの場合1つだけを検査します。

センチネルリンパ生検の前に、目印のために特殊な青い染料（色素）もしくは放射線同位元素（ラジオアイソトープ）をがんの近くに注射し

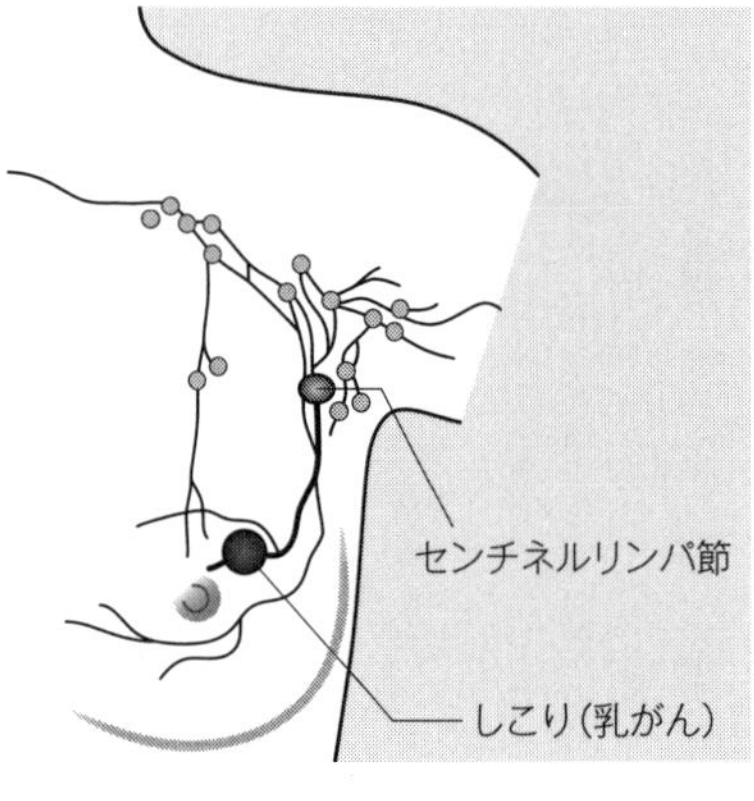

て、センチネルリンパ節の位置を確認します。皮膚の上から、放射性同位元素に反応する探知機でその位置を確認します。また、わきの下のヘアラインより少し下に、センチネルリンパ節を観察するための2~3cm程度の小さな切開をして、青い染料（色素）に染まったセンチネルリンパ節を摘出します。そこにがんがあるかどうかを調べるために、**術中迅速病理診断**をし、がんがなければ、他のリンパ節にもがんがある可能性は非常に低いので、残りはそのままにします。

手術より先に、まずセンチネルリンパ節生検を行って、治療方針を立ててから手術を行う方法もあります。

●リンパ浮腫を劇的に減らす

このセンチネルリンパ生検によって、従来のリンパ節郭清の最大の問題である**リンパ浮腫**の危険性や腕が上がりにくいなどの問題が劇的に減っています。

わきの下のリンパ節摘出（腋窩リンパ節郭清）と違って、わきの下のリンパ節生検（腋窩リンパ節生検）では、**リンパ浮腫**が起こることは少ないのです。

●センチネルリンパ生検は一部の病院以外は保険適用外

日本でのセンチネルリンパ生検は、厚生労働省の**先進医療**の指定を受けている検査のため、先進医療の指定を受けた医療機関でのみ保険を使って受けられます。その他の医療機関ではセンチネルリンパ生検は保険が適用されません。すでにアメリカではセンチネルリンパ生検は標準的な処置になっていて、外来手術として

▼術中迅速病理診断
P62参照。

▼リンパ浮腫
リンパ節郭清や放射線療法によりリンパ管が切断されてリンパ液の流れが悪くなってしまったために起こる、むくみの症状です。術後、すぐにあらわれることもあれば、何年か経過してから突然生じることもあります。むくみの程度には個人差があります。
リンパ浮腫は早期治療が重要ですから、センチネルリンパ生検のあとは腕の太さを測り、異常があればすぐ主治医に相談しましょう。

▼先進医療でセンチネルリンパ生検が可能な医療機関
P269参照。

▼先進医療
将来の保険導入の評価のために、通常は認められていない保険診療と保険外診療の併用を例外的に認めたものです。

一般的に広く行われています。

巻末の「先進医療を行っている医療機関の一覧」の医療機関では、乳がんのセンチネルリンパ生検が保険適用で行うことが認められています。

リンパ節に転移していたら、腋窩リンパ節郭清を行う

がん細胞がリンパ節に転移していたら、通常乳がんの切除手術と同時に、わきの下のリンパ節（腋窩リンパ節）も含める周囲の脂肪組織ごとリンパ節を切除します。これを、腋窩リンパ節郭清といいます。

腋窩リンパ節郭清にはリンパ節への転移の度合いに合わせて、外科的に次の3つのレベルがあります。

- レベルⅠ＝小胸筋より外側のリンパ節。
- レベルⅡ＝小胸筋の裏側のリンパ節。
- レベルⅢ＝小胸筋の内側のリンパ節。

リンパ節への乳がんの転移は、わきの下から鎖骨に向かって、レベルⅠからレベルⅡ、レベルⅢのリンパ節へと転移していき、鎖骨下のリンパ節まで拡がっていくと考えられています。以前は、リンパ節のレベルⅠからⅢまでまとめて切除する方法が行われていましたが、腕のむくみなどの後遺症が発生しやすくなるという問題がありました。そのため現在の標準的な腋窩リンパ節郭清は、レベルⅠ、

Ⅱまでとなっています。ほとんどの場合、レベルⅢはそのままにされます。

●リンパ節転移の個数によって経過を予測できる

腋窩リンパ節郭清のあとは、切除したリンパ節を病理検査で調べて、リンパ節転移の個数を確認します。これは乳がんが将来どのような経過をたどるかの予測につながる大事な情報です。

わきの下のリンパ節摘出後によく起こる障害

●リンパ浮腫

腋窩リンパ節郭清のあとには、わきの下のリンパ節をすべて取り除いたために、手術をした側のわきの下にリンパ液がたまり、腕が腫れてむくみが出るリンパ浮腫が起こることがあります。手術後すぐに起こることもあれば、何年かして突然生じることもあります。むくみかたの程度も個人差があります。

腕のむくみは、リンパ管が細くなったり切断されて、リンパ液の流れが悪くなるために起こります。残された細いリンパ管がバイパスの役割を果たし、リンパ液は細々と流れて正しい方向へ戻ろうとします。リンパ浮腫や腕の動く範囲や腕力は、スキンケアやマッサージ（リンパ浮腫の知識のある医療従事者によるリンパドレナージ（リンパ誘導マッサージ））、弾性スリーブを使った圧迫療法、日常生活でのケアなどにより、通常2～3週間で戻ります。それ以上長びいても、徐々に改善します。リンパ浮腫は、発症早期から適切な治療を行うことでその約8割が改善するといわれています。

ただし、一度リンパ浮腫が起こると完治は難しいため、リンパ浮腫が起きないように注意することが大切です。塩分のとりすぎなど不適切な食事、肥満（過体重）、腎臓・心臓病や糖尿病、高血圧、静脈炎などリンパ浮腫を起こしやすい医学的な問題がある、放射線治療を受けた、体を締め付けること、乳がんの手術を受けた側の腕の感染や外傷・損傷は、リンパ浮腫を起こしやすいといわれていますので、注意しましょう。とくに手術後の体重増加には注意しましょう。

リンパ浮腫のリスクを避ける、またリンパ浮腫を改善する方法について、リンパ浮腫の専門的知識と技術を持つ医療スタッフから指導を受けることが大事です。手術前に教えてもらうほうがいいでしょう。以下のことを注意してください。

①皮膚を清潔に保ち、皮膚が乾燥しないように保湿剤などで保湿するスキンケアを行いましょう。感染や炎症を防止し、外傷（虫さされ、採血、爪切り、庭掃除による表皮損傷）は避けましょう。

②体をしめつけすぎず、柔らかい素材の衣服を選びましょう。

③食事制限はありませんが、塩分を控えて、バランスのいい食生活を心がけ、体重増加に注意しましょう。

④疲れやむくみを感じたら、腕または足を少し高くして休む方法もあります。

スポーツなどをして腕や足に変化を感じたら、負担がかかっていることが考えられますので、休憩を入れるなど工夫しましょう。

⑤旅行や飛行機で移動する場合は、十分な圧力と弾力のある弾性スリーブ（圧力が通常40㎜Hg〈ミリメートルエイチジー〉前後、高度リンパ浮腫では50㎜Hg以上のもの）などをつけると、むくみの予防になるでしょう。耐用期間はおよそ半年ほどです。

⑥疲れを感じたら、休憩を取り、長時間の同一姿勢は避けましょう。長時間車の運転をするときは、途中で休憩しましょう。

⑦日頃から、自分でリンパ液の流れを助けるリンパ浮腫のマッサージを行うと効果的です。病院でマッサージのやり方の指導を受けましょう。

●リンパ浮腫治療のスリーブなどには療養費が支給される

08年4月から、乳がん手術後のリンパ浮腫治療の弾性スリーブなどに対して申請すれば**療養費**が支給されるようになりました。

療養費が支給されるのは、リンパ節郭清を伴う乳がん手術後の四肢のリンパ腫が対象です。30㎜Hg以上（医師が認める場合は20㎜Hg以上）の弾性着衣の上肢では弾性スリーブ2万6000円、グローブ1万6000円を上限（各1枚）に、療養費が支給されます。弾性着衣が使用できない場合は、弾性包帯も療養費が支給されます。弾性包帯の装着に必要な粘着テープ、筒状・パッティング包帯など

▼療養費の申請

必要な書類は保険組合により異なるため、まず問い合わせてみましょう。通常、次の①〜⑥をそろえて、保険組合の窓口で申請手続きをすると、2〜3カ月の審査後、療養費が口座に振り込まれるしくみです。

①「療養費支給申請書」（保険組合でを手に入れて、必要事項を記入する）。

②「弾性着衣など装具指示書」（主治医に作成してもらう）。

③弾性スリーブを購入した際の領収証。

④保険証。

⑤印鑑。

⑥本人の銀行口座番号。

詳細は、厚生労働省の以下のウェブサイトを参照してください。〈http://www.mhlw.go.jp/topics/2008/03/dl/tp0325-1a.pdf〉および〈http://www.mhlw.go.jp/topics/2008/03/dl/tp0325-1c.pdf〉

を含む費用として、上肢セット7000円を上限として支給されます。1回の購入は2セットまで、年2回の計4セットまで療養費で購入できるようになりました。ただし、次回購入まで半年以上の間隔が必要です。

乳がん手術前後のリンパ浮腫に対する適切な指導には、保険が適用されるようになりました。

●皮膚の知覚障害

リンパ節を摘出したあとに、切開部分やわきの下側の知覚がなくなることがあります。これは、時間の経過とともに徐々に改善していきますが、知覚は手術前よりも低下したままのこともあります。腕や肩の動きに障害が起こることがあります。

●感染に対する抵抗力が落ちる

腋窩リンパ節郭清のあとは、感染に対する抵抗力が落ちます。まれに、腕や手指の傷口から細菌が侵入して感染が起こり、腕のむくみが急激に悪化することがあります。その場合は、医師の診察を受け、抗菌薬などで治療します。

手術を受けた側の腕で採血をしたあとは、針を刺した部分を清潔に保ちましょう。手が荒れないようにハンドクリームなどで保護します。裁縫や料理のときに、手にけがをしないように注意し、庭仕事など感染の危険のある作業をする場合は、手袋を着用し、虫除け対策もしましょう。

第9章

乳がんの再建手術とパートナーとの関係

胸を取ったらどうなるの?

ある女性は、あなたにこう尋ねるかもしれません。

「あなたは乳房再建をしないで2度の乳房全摘出術を受けたけれど、いまも胸の谷間はあるの？」

あなたは答えます。

「たしかに医者はわたしの胸の谷間を取り去ったけれど、そのおかげで、自分のことをしっかり決断のできる大人の女性になったと思うの」

さらに別の女性が尋ねます。

「毎日シャワーに入って、なくなってしまった胸を見下ろしたとき、動揺しない？」

「いいえ、シャワーに入って見下したとき、自分のがんがなくなったことを確認するだけよ」

わたしは**深下腹壁動脈穿通枝皮弁《しんかふくへきどうみゃくせんつうしひべん》（DIEP皮弁）**という乳房再建術を、2回目の乳房全摘出術後に受けました。シャワーを浴び、せっけんで初めて自分の新しい乳房をこする感覚は、感慨深いものでした。新しい乳房にガールズという名前を付け、手術の6週間後にブラを買いに行きました。

夫は自分の兄弟に、「ぼくは妻の許可を得て、別の女性と寝ているみたいに感じる」といっていました。自分の女性らしい姿を取り戻し、健康的な新しい乳房を得る機会を与えられることは、何とすばらしくわくわくする瞬間なのでしょう。

乳房再建で治療や回復が遅れることはない

個々に顔や姿形が人によって異なるように、乳房再建も人それぞれで、個人差が大きいため、乳房再建には正しい答えも間違った答えもありません。

あなたは、乳房再建について、どのようなイメージを持っていますか？　乳房

▼深下腹壁動脈穿通枝皮弁（DIEP皮弁）
お腹の腹直筋という筋肉を取らないで残し、下腹部の脂肪層と皮膚、脂肪層から筋肉に血流を供給する細い血管を含めて、組織の血流を保持して生きた状態のままで切り離し、マイクロサージャリーという肉眼では見えない直径1㎜程度の細い血管と胸の血管を縫い合わせる顕微鏡手術により、生きたままの脂肪層と皮膚を胸に移植する方法です。詳細はP131～132。

再建について、現実以上の最高もしくは現実以下の最悪の結果を想定しているかもしれませんね。もっとも大事なことは、もちろんこの病気を生き抜くことであり、乳房があるかどうかではありません。とにかく生き延びることを重視しているので、つい乳房再建を含め自分自身の気持ちや容姿など直接いのちに関わりのないことをなおざりにしがちです。

乳房再建をしたからといって治療や回復を遅らせることはありませんし、長期生存率にも影響しません。多くの女性が心配するがんの再発に関しても、乳房再建をしたからといって発見を遅らせることはありません。

それを理解したうえで、あなたの治療選択肢をよく考えて、1年後にどのような姿で見られたいか、自分の体についてどのように感じていたいかを考えたいものです。単に、生き延びるという最終目標にたどり着くことだけに焦点をあてないようにしましょう。こうしたことをよく検討するために、いま少しばかりの時間をかけることが、乳がん治療という旅の中でとても大事なことなのです。

乳房再建術は前向きな選択

乳房の再建を希望したあなたは、再建のための外科手術をあらゆる選択肢から選ぶ権利があります。ほとんどの女性はいずれかの乳房再建の対象になります。乳がんのステージ（病期）や病気の進行度、あなたの体脂肪組織の量、病歴、治療の一部として放射線療法が必要かどうか、自分自身のボディーイメージに対する考え方に応じて、乳房再建のタイミングや勧められる手術方法が決まります。乳房再建術を受けるあなた自身が、これを前向きな選択だと位置づけることが重要です。

なぜ乳房再建を受けるのかよく考えよう

乳房切除術後に体の左右のバランスが悪いなどの理由から乳房再建、乳頭・乳輪の再建を希望する人もいます。乳房温存術を受けたあとで、乳房の外観のバランスを修復するために乳房再建を希望することもあります。

乳房再建の理由は、ライフスタイル、職業、性格などにより個々に異なります。ですから、あなたの乳房再建を受ける理由がほかの人にもあてはまるわけではありません。とにかく乳房再建により、あなた自身が満足できるかどうかが一番大事なことです。医師任せにしないで、乳房再建を受ける理由を自分でよく考えてみましょう。

乳房再建に、手遅れということはない

最近は、**一期再建**を希望する女性が多くなっています。一方で、いのちを脅かす乳がんという病気から受けた心の傷（トラウマ）から回復するための時間を必

▼一期再建
乳がんの手術と同時に乳房再建を受けること。Ｐ１１６～１２０参照。

郵便はがき

料金受取人払郵便

神田支店承認

4679

101-8791

509

差出有効期間
2014年1月29
日まで

東京都千代田区神田神保町3-1-6
日建神保町ビル9F
株式会社　三一書房
読者カード係

◎ 三一書房書籍注文書 ◎

最寄りの書店様などからの小社書籍ご購入が難しい場合、
以下にご記入の上お送りください。
※ 書籍代金（本体＋税）＋送料実費をご負担いただきます。

書名：	冊	円
書名：	冊	円
書名：	冊	円

お名前

ご住所 〒　-

電話　—　—

E-MAIL　@

三一書房　読者カード

◎お買い上げいただいた書籍名・著者名

『　　　　　　　　　　　　　　』　　　　　　　　　　　　　著

◎ご利用書店：市町村　　　　　　　　　店名

◎本書へのご意見

（装丁）良い・やや良い・普通・やや悪い・悪い

（定価）安い・やや安い・普通・やや高い・高い

（その他・ご意見ご感想）

◎お名前　　　　　　　　　　　　　　年齢　　歳

◎住所 〒　　-

◎E-MAIL　　　　　　　　@

◎ご購読の新聞雑誌など

新聞：1 朝日　2 読売　3 毎日　4 東京　その他（　　　　　）

雑誌：

※ご記入頂いた個人情報は、弊社読者カード以外の目的には使用いたしません。

要とする女性もいます。

多くの患者さんはあらゆる治療を急いで進めたがりますが、乳房再建については急がないという人はよくいます。乳房再建を受けるのに、手遅れということは決してありません。乳がんの手術から何年経過していても、乳房再建は受けることができます。乳房再建が遅れたからといって、あなたが何かを失うわけではないのです。

再建を受けた女性の写真を見せてもらおう

再建することを選択したならば、外科医は再建をする形成外科医を紹介してくれます。この時点で、いろいろな再建を受けた女性の写真（胴体部だけの写真）を見せてもらうといいでしょう。

ブレストセンターによっては、個人的な乳房再建手術の体験をあなたに率直に話すことができるサバイバーボランティアがいるところもあるでしょう。

乳房再建についてはパートナーとよく相談する

乳房再建を選択するときは、一人で決めるのではなく、夫や恋人などパートナーである誰かのアドバイスを求めるものだといわれていますが、わたしの経験からもその通りでした。再建するかどうかを決めるのは、本来は実際に受ける女性個人の問題なのですが、たいていはパートナーのアドバイスがあっていろいろなことを決めていきます。乳房再建に対するあなたの気持ちをパートナーに伝え、その気持ちと向き合うことは大事なことです。女性たちは、パートナーのアドバイスも考慮して、自分自身で再建を決める必要があります。

再建の適応にならない場合は納得できるサポートを探す

すぐに乳房再建を希望しても、医学的に不適応となる女性もいます。その場合は、乳房再建の不適応という事実を受け入れられるように、自分が納得できる助けを探してみましょう。同じような体験をした人たちと話せば、大きな助けになるでしょうし、多くのことを気付かせてもくれるでしょう。さらにあなたの治療チームが、地域にあるサポートグループにつないでくれるかもしれません。

再建の経験豊富な形成外科医にお願いする

乳房再建のすべての選択肢が、どのブレストセンターでも可能なわけではありません。形成外科医により得意とする手術法が異なるので、乳房再建は形成外科医の技術や経験に大きく影響されます。乳房再建を希望する人には、外科医はあなたが望むタイプの乳房再建に経験豊富な形成外科医を紹介してくれるでしょう。繰り返しますが、自分の満足のいく乳房を得るためには、あなたが受けようと思っている乳房再建の手術に経験豊富な形成外科医を選んでお願いしましょう。

とくに、**マイクロサージャリー**という顕微鏡を使う乳房再建術は高度な技術を要し、どの病院でも対応できるわけではありません。その形成外科医がこれまでどの程度の乳房再建術の経験があるのか、手術による合併症などの問題が起きた数やその内容について、また手術前後の写真も見せてもらいましょう。

乳房再建を受けるときに医師に質問すること

●医師について

- 手術をする医師は、形成外科医の資格を持っていますか？
- これまでどの程度の乳房再建の経験がありますか？
- 過去に合併症など問題が起きたことは何回ありますか？　またその問題はどのようなものでしたか？
- 麻酔科医は資格のある常勤の医師ですか？

●再建手術について

- わたしが受けることが可能な再建手術の選択肢とその内容を教えてください。
- それらの再建手術のメリットとデメリットを教えてください。
- 傷の位置と傷のサイズを教えてください。
- できれば過去の再建手術後の写真を見せてください。

▼**マイクロサージャリー（微小顕微鏡下手術）**
文字通り、マイクロ（微小）＋サージャリー（外科）、微小外科のことで、顕微鏡を覗きながら行う手術のことです。顕微鏡を見ながら数㎜から1㎜程度の動脈、静脈、リンパ管を、あるいは神経どうしをつなぐ手術を行うため、外科医に高度な技術が求められます。またマイクロサージャリーができる設備が必要で、どの病院でもできるわけではありません。

- どのような麻酔を使いますか？
- 手術には何時間かかりますか？
- 手術後の痛みはどの程度ありますか？　もし痛みがあるなら、痛みを抑える方法はありますか？
- 回復にはどのくらいかかりますか？
- 手術後にドレーン（手術後の不要な体液や血液を排液するための管）は設置されますか？

乳房再建の時期により一期再建と二期再建がある

乳房再建は1回目の手術を行う時期により、乳がんの手術と同時に乳房再建を受ける「一期再建（同時再建）」と、乳がんの手術のあと期間をあけて数ヵ月から数年後に受ける「二期再建」に分けられます。

多くの場合は二期再建ですが、最近では、乳房再建を希望し外科医の許可があれば、一期再建が行われることも増えています。それぞれのメリット・デメリットは次のページの表を参照してください。

乳房再建術は一般的に2回に分けて行われ（より回数を重ねて修正することもあります）、1回目は乳房再建、2回目は乳房再建の小さな修正と乳輪・乳頭の再建を行います。1回目と2回目の手術の間隔は、3ヵ月～半年以上あけるのが

▼乳房再建の参考資料
『乳房再建ここまでできる』（平岩佳子、講談社、2005年）。
『「乳房再建」は心の再建』（坂東正士、ネスコ、1999年）。

一期再建と二期再建のメリットとデメリット

	一期再建	二期再建
メリット	• 入院や手術が１回ですむため、肉体的に楽 • 一般的に経済的である • 乳房の喪失感が少ない	• 十分な時間をかけて乳房再建の方法を選択できる • 切除後の組織が安定しており、美容的な美しさが期待できる • 乳がんの手術後、いつでも実施可能 • 自分の望む形成外科医のもとで受けられる
デメリット	• 乳がんの手術だけでなく、一期再建についても選択・決断することが多く精神的に大変。時間的余裕がない • 通常の乳がん手術よりも、数時間手術時間が延長され、１週間程度長く入院する • 手術までに検討・選択する十分な時間がないため、思い通りの結果にならないこともある • 可能な病院が限られる（乳がんの手術を受ける病院の形成外科医が行うため）	• 再建までの間、期間が空くため乳房の喪失感がある • 再発のリスクが高い１〜２年が過ぎた後に行われる • 手術を２回受けるため、肉体的に大変 • 経済的に一期再建よりも費用がかかる

※日本では混合診療（P230参照）に注意すること。

普通で、もっと間隔をあけても問題ありません。これは移植した組織が乳房になじむのに時間を要するためです。十分な間隔をあけないと、あとで再建した組織が移動することもあり、正確な乳頭・乳輪の位置を決められません。

わきの下のリンパ節摘出（腋窩《えきか》リンパ節郭清《せつかくせい》）を受けた場合や乳がんの手術後の抗がん剤治療中など感染の危険を避ける必要があるとき、また乳がん再発の高リスクの場合は一期再建はお勧めできず、状況が落ち着いてからの二期再建がいいでしょう。

一期再建には形成外科医と外科医との協力体制が必要

前述のように乳房再建術は二期再建が一般的ですが、再建の経験がある形成外科医と外科医との協力体制がある病院なら、一期再建も可能です。その場合、形成外科医に高度な技術が求められるため、どの病院でもできるわけではありません。したがって一期再建を希望するならば、乳がんの手術を受ける前に、その形成外科医が、あなたが受ける予定の乳房再建術を乳がんの手術と同時に行った経験が豊富かどうかを確認することが大事です。

乳がん進行度別の乳房再建のタイミング

- 早期の乳がん（ステージⅠ、Ⅱ期）。

乳がんの手術と同時に乳房再建を行う一期再建と二期再建のどちらでも可能です。

- 中等度のステージの乳がん、もしくは進行乳がんの場合（腫瘍のサイズが5㎝以上、リンパ節転移は陽性）。

乳房切除術後に化学療法か放射線療法、もしくはその両方が必要で、すべての治療が終わる半年から1年間は、乳房再建を遅らせることが望ましいでしょう。そうすることで、あなたの望む乳房再建がはっきりし、また手術を受けた胸の組織や薬物治療による体重増加も落ち着き、乳房再建のよりよい選択ができるでしょう。

- ステージⅢa期かステージⅢb期の局所的に進行した乳がん、もしくは炎症性乳がんの場合。

次の理由により、一期再建は勧められません。

①一期再建では、回復のためにより多くの期間が必要なため、化学療法や放射線療法のタイミングが遅れるリスクがあります。

②乳がん再発のリスクが高いため、医師による注意深い経過観察が必要です。どの乳房再建であっても胸部の周辺組織を歪めてしまい、再発の発見を難しくするリスクがあります。

Column 乳房再建にかかる費用と保険

日本では、自分の体の組織を移植する乳房再建に限って、2006年4月から健康保険が適用されるようになり、自己負担額は10万円前後です。乳頭・乳輪の再建も通常は健康保険が適用され、乳頭再建の自己負担額は3万円程度です。

しかし、乳房インプラント（人工乳房）などのタイプであっても保険適用は認可されていません。また、皮膚を拡張させるためのエキスパンダーの一部、乳輪再建の刺青インクなど一部の治療費は保険が適用されず、すべて自己負担になります。乳房インプラントを使う再建の自己負担は100万円前後、乳輪の入れ墨インクの自己負担は1回で2万5000円程度かかります。

一期再建を受ける場合、混合診療に注意しましょう。12年5月現在、混合診療（保険診療と保険外診療を一緒に行うこと）が禁止されているため、混合診療を受けると、保険が適用されない乳房再建のみならず、通常は保険が適用されるはずの乳がんの手術も保険が適用されなくなり、全額自費診療になってしまいます。一期再建を受ける場合には注意が必要です。健康保険を使っての一期再建を希望するならば、自分の体の組織を移植するタイプの乳房再建に限られます。

ちなみにアメリカの場合は、「女性の健康とがんの権利（The Wonen'Health and Cancer Rights）」の活動のおかげで、乳房再建は保険でカバーされることが1998年11月に合衆国憲法に提案され、可決されました。したがって今日、アメリカではそのことについての心配はありません。この法律ができる前は、乳房再建術は、実際には美容形成術と考えられていました。左右対称にデザインされた乳房を作るために追加手術が必要ならば、それもまた、保険でカバーされます。

放射線治療を受ける場合

一時的もしくは定常的な放射線治療を受ける予定がある場合は、放射線治療が終了後に乳房再建を行います。

放射線治療のあとは、放射線を受けた乳房や周辺の組織がダメージを受けて硬くなり、皮膚の伸縮力が低下します。そのため、再建する胸の皮膚を伸ばすために必要な**エキスパンダー**（組織拡張器）を挿入しても、皮膚が硬かったり痛みが強いため、十分に皮膚を伸ばすことが困難になります。放射線を照射した後は、皮膚の状態が落ち着くまで、乳房再建は1年ぐらい待ったほうがいいでしょう。それでも、よい乳房再建結果を望むことは難しくなります。

おもな乳房再建術の術式の選択肢

乳房再建術の選択肢には、大きく分けて乳房インプラント（人工乳房）と、自分の組織を移植する方法の2つがあります。どの方法を選択するかは、乳がん手術後の皮膚の状態などにより、形成外科医と相談して選択します。乳房切除術を受けた場合は、さまざまな乳房再建術の選択肢があります。

❶乳房インプラント（人工乳房）を大胸筋の下に挿入する方法

乳がんの手術のあとで、胸筋の下に乳房インプラントを挿入する方法です。乳

▼エキスパンダー
皮膚や皮下組織などを引き伸ばすために、皮下に挿入する拡張器。エキスパンダーには、生理食塩水を注入できるしくみになっており、定期的に少しずつ生理食塩水を増やして、皮膚を伸ばしていきます。十分組織が伸びたところで、乳房インプラントを置き換えられます。

房インプラントを挿入するのに十分な皮膚のゆとりがない場合は、エキスパンダーを挿入して、胸の皮膚を十分伸ばしてから、乳房インプラントに置き換えます。

❷筋肉を含む別の組織を胸に移植する方法（筋皮弁法《きんひべんほう》）

筋肉を含む自分の体の組織を胸に移植する方法です。おもに背中と下腹部の組織を採取して移植する**広背筋《こうはいきん》皮弁法《ひべんほう》（＋乳房インプラント）**と腹直筋皮弁法の2つがあります。

皮弁（Flap）とは、血流を保ったまま、皮膚、皮下組織、深部組織を移植する手術方法のことです。血流が保たれるため、移植前でも栄養が供給されて、そうでないよりも組織が死滅する壊死を起こしにくくし、治りがきれいで早くできます。マイクロサージャリーの技術に伴って進歩しました。

❸筋肉を含まない組織を胸に移植する方法（穿通枝《せんつうし》皮弁法《ひべんほう》）

自分の体の脂肪層、脂肪層の細い血管（穿通枝）、皮膚を胸に移植する方法です。通常は下腹部、おしり、太もも、ももの付け根の部分、腰部、背中、乳房の下側の部分などから、筋肉を含まない組織を取ります。

穿通枝とは、筋肉に酸素や養分を行きわたらせるために脂肪層から筋肉に細かく枝分かれしている直径1㎜ほどの小さな血管のことです。

再建の種類と技術はＰ１２４の表を参照してください。

▼広背筋皮弁法（＋乳房インプラント）（広背筋皮弁法＝Latissimus Dorsi Flap）

広背筋皮弁法では、背中に胸を作るために十分な量の脂肪や組織がないことも多くあります。その場合は乳房インプラントも併用することがよくあります。

●どの乳房再建術を受けるか迷ったら

どの乳房再建術を受けるか迷ったら、まずは移植する側の胸の皮膚を伸ばすためのエキスパンダーを挿入しておくのも1つの方法です。エキスパンダーを胸に挿入して、皮膚を伸ばしておけば、どの方法にするかはあとでよく考えてから決めることができます。また、もし再建を希望しないのであれば、簡単な手術でエキスパンダーを取り出すこともできます。

乳房インプラント（人工乳房）による乳房再建術

通常乳がんの手術と同時か手術後にエキスパンダー（組織拡張器）を胸筋下に挿入して、数カ月以上（通常半年～1年程度）拡張させます。皮膚がちょうどいい程度に拡張したらエキスパンダーを取り出し、乳房インプラントと置き換えます（組織拡張法およびティッシュ・エキスパンダー法ともいう）。最近は乳房切除術と同時にエキスパンダーを挿入する一期再建が一般的になってきています。

エキスパンダーは、生理食塩水などを注入して膨らませるしくみになっています。定期的に生理食塩水を注入して、これを膨らませ皮膚を拡張させる過程で、いくらか皮膚がつっ張る不快感があります。乳房インプラントの挿入直後から1～3日は、一番不快に感じるでしょう。エキスパンダー挿入からの回復には、通常1～3週間かかります。エキスパンダーにより十分皮膚が伸びるまでには、通

▼エキスパンダーのイメージ

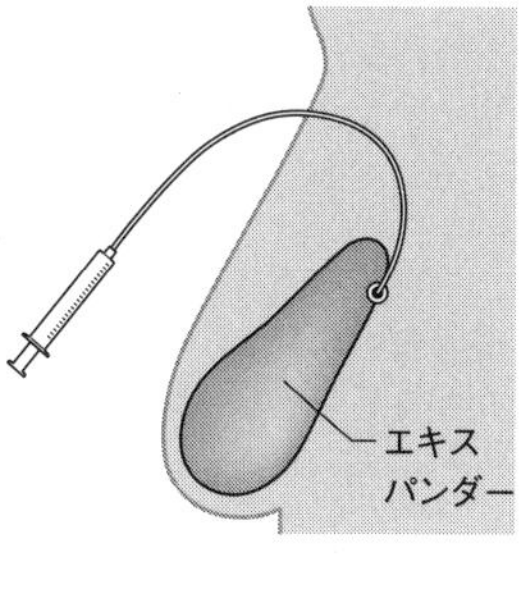

腹直筋皮弁法	深下腹壁動脈穿通枝皮弁法、上臂動脈穿通枝皮弁法など
自分の体の組織（筋肉を含む）を移植する方法（筋皮弁法）	自分の体の組織（筋肉を含まない）を移植する方法（穿通枝皮弁法）
下腹の筋肉・脂肪層・皮膚を胸に移植する	通常は下腹部、その他おしり、太もも、ももの付け根の部分、腰部、背中、乳房の下側の部分などの脂肪層・脂肪層の細い血管（穿通枝）、皮膚を胸に移植する
お腹に15㎝程度傷跡が残る	通常は下腹部、おしり、太もも、ももの付け根の部分、腰部、背中、乳房の下側の部分など、組織を採取した部分に15～20㎝程度以上の傷跡
全身麻酔	全身麻酔
約2～3週間	手術部位により異なる。約3～4日
6~8週間	3～5週間（組織を採取した部位により、回復期間に早い遅いがある）
あり（1週間程度）	あり（数日程度）
退院後1カ月は1～数週間に1回	退院後1カ月は1～数週間に1回
自然	自然
可能	可能
あり	あり
10万円前後	10万円前後
•お腹には脂肪組織が多いため、再建された胸は柔らかく、再建手術の中ではもっとも自然な触感の乳房ができる •大きな胸でも作ることができる •お腹の脂肪がなくなる •リンパ節郭清を行ったわきの部分にも組織を移植できるためわきのえぐれが補正され、腕の挙上などの回復が早い	•筋肉を取らないので、術後の後遺症少なく、比較的早く社会復帰ができる（仕事量や運動量の多い女性に適している） •術後の痛みはそれほどでもなく、早めに離床することが可能 •入院期間が短い
•広背筋に比較すると、移植後の血流が不安定で血流障害が起こりやすい •入院期間が長い •お腹に大きな傷が残る •社会復帰まで長期間を要する •腹筋力が低下する場合がある •経済的に高額 •左右の微妙な乳房のサイズ調整が難しい	•技術的に難しい手術であり、どの形成外科医でもできるわけではないため、行える医師が限定される •手術時間が長い •経済的に高額 •移植する脂肪などをとる場所に比較的大きな傷跡ができるが、目立たない部位からとることは可能

乳房再建の種類と特徴

術式	組織拡張法および ティッシュ・エキスパンダー法	広背筋皮弁＋（人工乳房）
手術の方法	人工乳房を作る	自分の体の組織（筋肉を含む）を移植する方法（筋皮弁法）
	皮膚を伸ばすエキスパンダーを挿入後、十分に皮膚を伸ばしてから、人工乳房に置き換える	背中の皮膚・筋肉・脂肪を胸に移植する、エキスパンダーで十分に皮膚を伸ばしてから、人工乳房を併用することもよくある
傷跡の場所・傷のサイズ	乳がんの手術の傷跡のみ、もしくは乳房の下縁に目立たない傷跡	背中に約 15 cm 程度傷跡が残る。傷跡が目立たないように斜めに切ることも可能
麻酔	通常全身麻酔	全身麻酔
入院期間	日帰り～1日程度	約10日程度
回復期間	2～3週間	約2～3週間
ドレーン(排液管)の設置	なし	あり（数日～1週間程度）
再建手術後の通院	エキスパンダーを人工乳房に入れ替えるまで2～4週に1回	退院後1カ月は1～数週間に1回
再建乳房の感触	やや硬い	自然
放射線後の適応	症例によるが難しい	可能
保険適用	なし（一部のエキスパンダーは保険適用だが、新しいタイプのエキスパンダーは適応外）	あり
自己負担額	約100万円前後	10万円前後
メリット	• 手術時間が短い • 日帰り手術も可能で、体の負担が小さい • 希望のサイズに調整しやすい • 乳がんの手術を行った傷から人工乳房を挿入するため、乳がんの手術以外の傷ができない	• 背中から胸へは移植距離が近いため、移植後の組織の血流が安定し、再建した胸の血流障害が起こりにくい • 自分の組織なので、柔らかな自然な触感の乳房ができる
デメリット	• エキスパンダーで皮膚を伸ばすのに、半年～1年程度時間がかかる • 体内に異物を挿入するため、アレルギー反応や感染症、移植した周囲の皮膚が硬くなることがある • 人工乳房は約 10～15 年で寿命があり、長期にわたる場合は交換が必要なこともある	• 背中に大きな傷が残る • 入院期間が比較的長い • 背中の筋肉が萎縮することがある • 経済的に高額 • 微妙な乳房のサイズ調整が難しい

常3カ月～半年以上かかります。

乳房インプラント挿入のための入院は通常一晩で、回復期間は通常2～3週間です。軽作業が始められるようになるまでに約1週間、激しい運動を始めるには約1カ月の回復期間を要します。回復までの間、サポートするように設計された手術後用ブラジャーと圧迫帯の着用が重要です。

エキスパンダーを使わなくても乳房インプラントを入れるだけのゆとりが皮膚にある場合は、乳房切除術と同時に乳房インプラントを胸に入れるだけの簡単な方法（人工乳房単純挿入法）もあります。乳房の外枠の皮膚を損傷しないで残す「皮膚温存乳房切除術」や「乳頭温存乳房切除術」は通常一期再建を前提に行われ、エキスパンダーを使わなくても乳房インプラントを入れるだけのゆとりが皮膚にあるため、この方法が可能です。

●乳房インプラントの種類と特徴

乳房インプラントは、薄いシリコン製の半球状の袋の中に、生理食塩水やシリコンジェルが入った乳腺と同じ柔らかさのものです。日本では内容物が生理食塩水であるタイプのものが使われています。万が一破損しても、生理食塩水は体内と同じ比重なので、体に吸収され尿として排泄されるので、心配ありません。表面がなめらかなスムースタイプよりも、表面がざらざらしたテクスチャード・タイプのほうが、乳房再建後に乳房の周囲が硬くなりにくく、自然な乳房ができやすいため主流になってきています。

乳房インプラントの形状は、半球状の乳房1個分が主流で、乳房温存術の部分的な欠損を補うパーツはなかなかありません。今後は、このような部分的な乳房の欠損を補う乳房インプラントの開発が望まれています。

●海外でよく用いられるタイプ

アメリカで現在一番よく用いられている乳房インプラントは、内容物がコヒーシブ・シリコンのタイプです。シリコン製のごく薄い袋に安全性の高い形状記憶シリコンが入っていて、破損しても中身が体内に漏れ出す心配はありません。日本の厚生労働省にあたるアメリカのＦＤＡ（アメリカの食品医薬品局＝Food and Drug Administration）でも認可されています。シリコンは人体に無害、不変な物質で、安全なものだと、アメリカ・ヨーロッパでは確認されて、化粧品や食品添加物として一般的に使われています。

●エキスパンダー挿入後に放射線治療を受ける際の注意点

乳房再建のために組織を拡張させるエキスパンダーを挿入後に、放射線治療を受ける予定ならば、エキスパンダーは金属を含まないすべてプラスティック製のものかどうかを外科医に確認しましょう。なぜなら、放射線は金属に集まる性質があるため、金属を含むエキスパンダーが挿入されていると、放射線治療を受けられません。

広背筋皮弁法（＋乳房インプラント）の手順

①背中（肩甲骨下）の皮膚、脂肪、筋肉を、組織の血管がつながったまま組織の血流を保った状態で、切り取ります。

②切り取った背中の皮膚、脂肪、筋肉は、わきの下に作った皮下のトンネルをくぐらせて、乳がんの手術を受けた側の胸に移植して、胸の隆起（もりあがり）を作ります。

③背中には十分な筋肉量がないため、移植した組織だけでは足りないことが多く、筋肉の下にエキスパンダー（組織拡張器）を挿入し、後日乳房インプラントに入れ替えてボリュームを補うことがよくあります。

組織の血管はつながったまま組織の血流を保った状態で移植することにより、組織が生きたまま移植後の周辺組織となじみやすくなります。背中から胸へは移植距離が近いので、移植後の組織への血流が保たれやすい方法です。

広背筋皮弁法では、広背筋の一部を移植しますが、広背筋すべてを移植するわけではありません。一時的に肩や腕の運動機能低下があっても、徐々に回復し、普段の生活で不自由を感じることはありません。

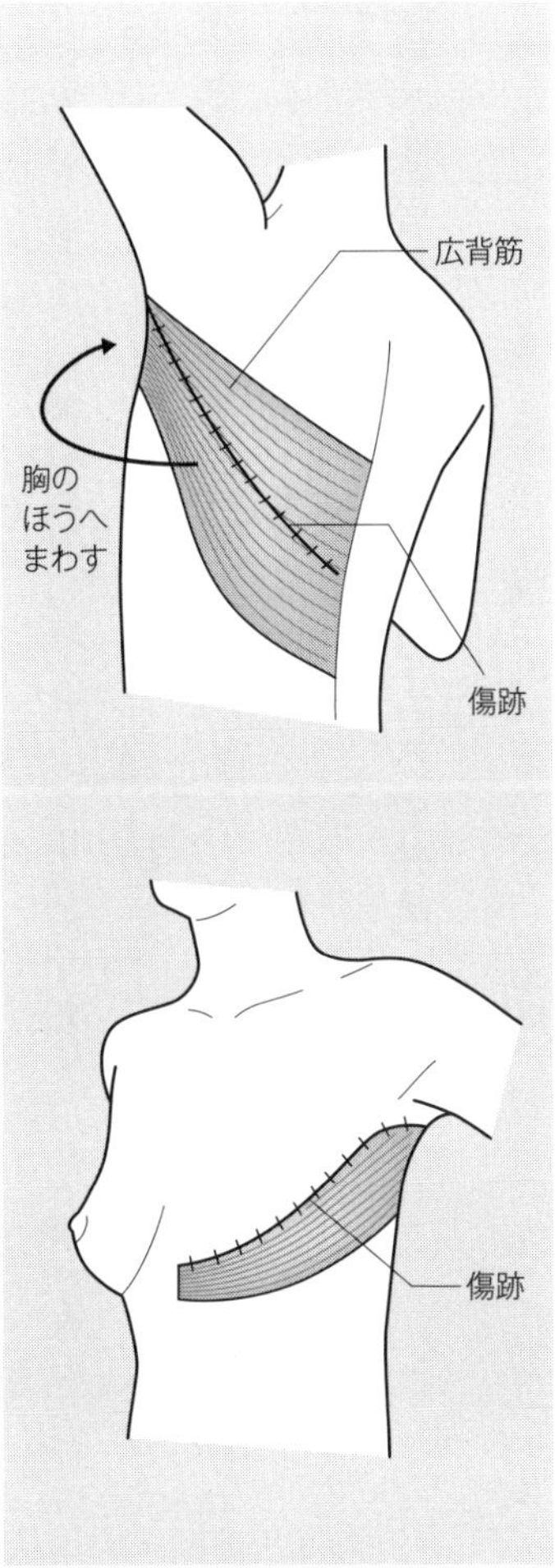

▼腹直筋皮弁法
TRAM Flap

腹直筋皮弁法の手順

①乳房切除術後に、お腹に2本ある腹直筋の1本を胸に移植します。
②お腹の皮膚と脂肪、筋肉を、組織の血管がつながったまま組織の血流を保った状態で切り取ります。それらを皮下のトンネルの下をくぐらせて、胸に移植します。
③移植により、胸の隆起（盛上り）を作ります。

腹部には相当量の組織があるので、かなり大きな乳房でも再建できます。そのため、乳房インプラントによる乳房再建が不可能な場合に選択されます。入院期間は約2週間程度で、回復期間は、腹筋を取るために6～8週間かかります。

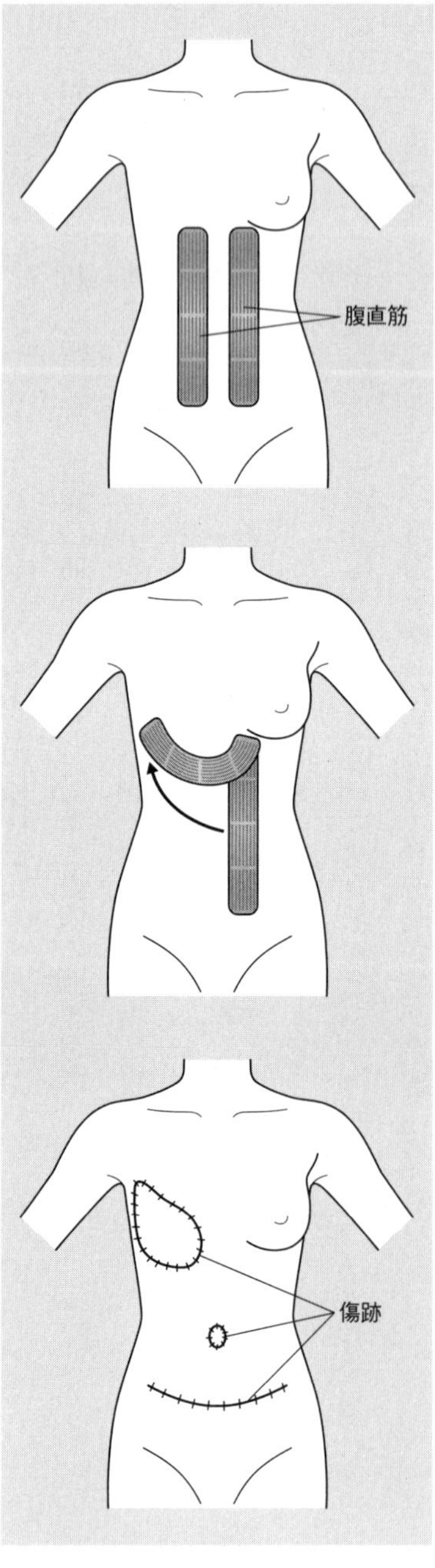

筋肉を失うこの方法は、出産を希望する人にはお勧めできません。この手術のために、手術後に腹筋の弱い部分から腹部の内臓が出っ張る腹壁ヘルニアになる恐れがあります。両側の乳房再建を行った場合は、腹壁ヘルニアになる可能性はさらに高くなります。そのため、短期間（場合によっては長期間にわたって）、重いものを持ち上げるのは禁止です。また、筋肉を取ったために、お腹にしわが生じます。

深下腹壁動脈穿通枝皮弁法（DIEP皮弁法）

従来の腹直筋皮弁法では、腹筋の一部を失うために、お腹に大きな傷ができ、人によっては起き上がれない、排便時に力が入らないなど日常生活に支障や、腹圧に耐えられずに起こる皮膚の出っ張り（ヘルニア）のリスクがありました。これらの問題点を解消するために、腹直筋皮弁法を改良した深下腹壁動脈穿通枝《しんかふくへきどうみゃくせんつうし》皮弁法《ひべんほう》があります。

これは腹直筋を取らないで残し、下腹部の脂肪層と皮膚、脂肪層から筋肉に血流を供給する細い血管（穿通枝《せんつうし》）を含めて、組織の血流を保持して生きた状態のままで切り取ります。この細い血管（穿通枝）の1つ1つを見つけ、筋肉を傷つけないように血管を付けたままの脂肪組織と皮膚を組織から切り離します。マイクロサージャリーという肉眼では見えない直径1㎜程度の細い血管と胸の血管を縫い合わせる顕微鏡手術により、生きたままの脂肪層と皮膚を胸に移植する方法です。血管の再縫合のためのマイクロサージャリーが進歩したことにより、この方法が可能になりました。

マイクロサージャリーは高度な技術を要するため、どの病院でも可能なわけではありません。この手術のために、あなたは少々遠くの病院まで行くことになるかもしれません。血管の縫合がうまくいかないと、血管が詰まり、移植した組織が死滅（壊死《えし》）してしまうため、血管の詰まりを取り除くために再手術が必要なこともあります。手術でつないだ血管が安定するまで1週間弱の安静期間が必要で、その分通常の腹直筋皮弁法よりも入院期間は長くなります。手術時間も通常の腹直筋皮弁法に比べて、2時間ほど長くなります。入院期間は3〜4日で、回復までには4〜5週間かかります。

筋肉を傷つけないので、通常は物を持ち上げたりすることの制限はありません。この方法では、腹部ヘルニアのリスクはありません。この手術もまた腹部から取った部分にしわが生じますが、腹直筋皮弁法（TRAM）よりも美容的に優れた結果をもたらします。

胸に移植させる脂肪層と皮膚は、下腹部以外にも、おしり、太もも、ももの付け根の部分（鼠頸部《そけいぶ》）、腰部、背中、乳房の下側の部分などから取れます。おしりの脂肪を移植させるのは、次に説明する上臀動脈穿通枝皮弁法《じょうでんどうみゃくせんつうしひべんほう》です。どの部位から取るのが最適かは、患者さんの状況に合わせて選択されます。

上臀動脈穿通枝皮弁法

体の筋肉を取らないで残し、おしりの脂肪層と皮膚、脂肪層から筋肉に血流を供給する細い血管（穿通枝）を含めて、組織の血流を保持して生きた状態のまま切り離し、マイクロサージャリーにより、生きたままの脂肪層と皮膚を胸に移植する方法です。

入院期間は3〜4日、回復には3〜4週間かかります。下腹部に十分な脂肪がない場合にしか、この手術は行われません。

▼上臀動脈穿通枝皮弁法
体験者によるウェブサイト
〈http://blogs.yahoo.co.jp/from_star/folder/1473307.html〉

乳がん手術別の乳房再建の選択肢

●胸筋《きょうきん》温存乳房切除術

胸筋を残す乳房全摘出術を受けた女性は、あらゆる乳房再建を選択できます。

●皮膚温存乳房切除術または乳頭温存乳房切除術

乳頭・乳輪は切除し、乳房の外枠の皮膚を損傷させずに残す「**皮膚温存乳房切除術**」、乳房の外枠の皮膚と乳頭・乳輪を残し、内部の乳腺のみ摘出する「**乳頭温存乳房切除術**」の場合は、一期再建を行うことが可能です。

皮膚の中に十分なゆとりがあれば、エキスパンダーを使わないで乳房インプラントを挿入するだけの乳房インプラント単純挿入法、もし皮膚の中にゆとりがないなら、エキスパンダー挿入後に乳房インプラントに置き換える人工乳房法を行うことが可能です。乳房の皮膚を残すことにより、触感を残して、より自然な乳房を作ることが可能になります。

▼皮膚温存乳房切除術 P96～97参照。
▼乳頭温存乳房切除術 P97参照。

●乳房温存術

乳房温存術ではできるだけ乳房を元に近い状態に残そうと努めますが、切除した乳腺の範囲が大きい場合は、あとで乳房の変形や乳頭の位置のずれ、乳房の左右非対称、目立つ位置の傷跡などの問題が生じることがあります。

しかし、現在の乳房インプラントは乳房1個分の形が主流で、乳房温存術で部分的に失った乳房を完璧に補う形状のものは、まだありません。

乳頭の再建

乳頭の再建は、乳頭を正確な位置につけるため、移植した組織や乳房インプラントが落ち着くのを待って、乳房再建の数ヵ月あとに行われます。通常、局所麻酔を使って外来処置として数十分程度で行われ、乳房のもりあがりから乳頭の突出部を作ります。この再建された乳頭は、刺激や温度の変化に対しても感覚がなく、外見上の変化も起こらないものです。この新しく作られた乳頭を2週間は圧迫しないようにしましょう。

乳輪の再建

乳輪の再建は一般的に形成外科で、乳房再建の最後段階で行われます。もっとも一般的な方法は、健康な側の乳輪の皮膚を一部移植する方法です。また、局所麻酔をして入れ墨で着色する方法もあります。入れ墨は外来で、10分間程度で終わります。痛みはほとんど感じないでしょう。

ちなみにアメリカの場合は、乳輪の再建に化学薬品を用いないタトゥー（入れ墨）の染料を使うのが一般的です。通常、医師の診察室で、看護師もしくは**医師助手**により入れ墨が行われます。

▼**医師助手**
アメリカには外科医とは別に医師助手という立場の職員がいて、簡単な外科処置などの補佐的処置は彼らが行っています。

左右対称の乳輪になるように、直径や色合いは、もう一方の残っている乳房に合うように決めます。希望なら、患者さん自身がその直径や色を選択できます。色があせることもあり、あとで加筆することもあります。回復期間は必要ありません。治癒するまでの間、乾燥と清潔を保つようにしてください。入れ墨の染料物質が異なるので、一般の**タトゥーパーラー**に行ってはいけません。タトゥーパーラーの染料は、後々必要になるMRIのときに異常を起こす鉛を含んでいるからです。

再建しない場合の乳がん専用のブラジャーとパッド

再建なしの乳房切除術を決めたら、術後6~8週間は乳房パッドやパッドの付いた補正用下着を装着することが望ましいでしょう。外観や体の左右のバランスをよくするとともに、外出時の人ごみや不意なショックから保護する役目もあります。

どのパッドにするかは専門のフィッターのいる乳房切除術の下着店を探して、試着してみましょう。適切にフィットしたブラジャーとパッドを選ぶことは、体の左右のバランスと快適さを保つために重要です。手術の傷跡に問題がなければ、パッドは抜糸（通常手術後約2~3週間目）前から使っても問題ありません。

▼タトゥーパーラー
アメリカにはよくある入れ墨を彫ってくれるお店。

▼乳がん専用の下着の情報
『体験者が伝える　乳がん安心！生活BOOK』（有限会社VOL-NEXT、TODAY！編集部）に詳しい情報が書いてあります。お勧めのウェブサイトは、乳がんの手術後の下着、パッド、人工乳房、弾性ストッキング、弾性スリーブを扱う専門店のKEA工房〈http://www.v-next.jp/index.htm〉。

術後に自宅で気をつけること（ドレーン・切開部など）

乳房切除術、腋窩リンパ節隔清、乳房再建術、いずれにしても、通常手術後の体の不要な体液や血液を排出させるための小さなドレーン（排液管）が通常数日間、体内に留置されます。

日本ではドレーンが抜けて、その傷口がふさがってから退院します。アメリカでは、日本に比べ、手術後かなり早期に退院します。そのため、回復までの間ドレーンと切開部を家庭でどのように管理すればいいか、体が動く範囲や体力を戻すための適切な運動を、ブレストセンターの看護師が教えてくれるでしょう。

家庭でのドレーンや傷口の管理が必要な場合は、家族の誰がドレーンを空にしたり、傷口の処置を行ったりする責任を持つのかを、事前に決めておく必要があります。

手術のあと、家で誰か手助けしてくれますか?

手術のあと、家で誰があなたを助けるのかを決めるのは簡単なように聞こえますが、実際はそうとも限りません。数日間はドレーンの管理が必要ですし、傷口のケアなども含め、徐々に回復していくことを助けてくれる人が必要です。その期間は、人によって異なるので、予想されることを外科医に聞いておくといいでしょう。そのための準備が十分にできるように、看護師に手術の前の指導教育をお願いしてみましょう。

そしてあなたを手助けしてくれる家族や友人とは、お互いによく作業分担について話し合う必要があります。

誰かサポートのために泊まりに来るときも、役割や責任について前もって話をしましょう。食品を買いに行く、包帯を交換する、夕食を作る、サッカーの練習に子どもたちを連れて行く……など、各自が何に責任を持つのかを書き出しましょう。前もって計画しておけば、トラブル回避につながります。こうしてチームとして機能するように努力することが大事なのです。

手術後に適切な運動を

どのような手術を受けたとしても、主治医は、腕力や腕が動く範囲（可動域）を回復させるための退院後の運動プログラムをアドバイスしてくれます。もし、これらについてアドバイスがない場合は、自ら進んで尋ねてみましょう。

乳がんの外科手術を受けた女性は、場合によっては複数の腋窩リンパ節を取り除いているために、この運動が重要です。皮弁による乳房再建術を受けた人は、腹部の力や動きを取り戻すために、さらに別の運動プログラムも指導されるでしょう。

パートナーに切開部を見せるとき

手術の傷跡がどのように見えるか、事前に写真を見て想像したことがありますか？

多くのカップルにとって、傷跡を見るときには勇気がいります。どんなタイミングでパートナーに傷跡を見せるのかは、あなたが決めるのです。そのとき、彼があなたをどのように見て、彼が最初にどんなことを話すかは、今後の人生に影響するでしょう。すぐに見せたほうがいいと思う女性もいれば、しばらくしてから見せるほうがいいと思う女性もいるでしょう。いずれにせよ、あまり遅くならないようにしましょう。そのタイミングについて前もって話し合うというのも、お勧めです。

手術後にロマンティックな関係を取り戻すこと

腕の運動プログラムをパートナーに手伝ってもらうのはお勧めです。スローテンポのダンスやロマンティックな音楽はぴったりです。これも回復に向けた運動を習慣づける課程なのです。たとえば1曲目の音楽が流れている間、彼の肩にあなたの腕を任せみたらどうでしょう。3曲目までには、お互い気分が高まって、彼の首に腕を回しているかもしれませんよ。さっそくお気に入りのスローダンスを選んでみましょう！

セックスをしても大丈夫だと医師がＯＫを出す時期は、あなたが受けた外科手術により異なります。乳房再建なしの乳房温存療法や乳房全摘出術を受けた場合は、一般的に手術後すぐに大丈夫となります。再建手術を受けた場合は、セックスを含め、どのような身体的活動をいつから再開できるのかを、主治医に尋ねてみましょう。

あなたの体、もっと正確にいえば、あなたの性感帯は変化しました。あなた自身が自分の体を知り、パートナーにも再び一緒に探検してもらいましょう。男性はこんなときに何といったらいいのかわからないのです。傷口に触っても大丈夫だと知ったら、彼らは驚くことでしょう。彼らはもちろん、あなたが不快になることは望んでいません。パートナーには、あなたが何を望んでいるか教えてあげましょう。黙っていることは、どんなときでも役には立ちません。

第10章

日常の習慣を変えること

「晩ごはんを買ってくることを誰か覚えていた?」

手術後のわたしにとって心強かったのは、誰が、何を、いつ、どこで、どう手助けしてくれるかの計画を立てることでした。わたしは、きちんと秩序立てて計画するのが好きなのです。家族以外の人を受け入れてこれまで普通にできていたことも助けてもらうのは、最初は抵抗がありましたが、いま考えると、周囲の人に手伝ってもらうことは、私自身や家族にとって最善の選択でした。おかげで、私は自分で自分をコントロールできる状態に戻りました。職場でも家庭でも、わたしの役割を代わりにきちんとやってくれる人がいて責任を果たせましたし、自信も持てました。

お願いすること、手助けを受け入れること

女性は従来ケアをする人であり、ケアをしてもらう人ではないと思われています。わたしたちはほとんどの時間を家族のスケジュールをやりくりしたり、看護師や家計管理者、ベビーシッター、カウンセラー、運転手として、ときには魔術師でないとできないほどの役割さえ果たします。

そのため、多くの女性は、自分から人にお願いごとをしたり、誰かからの援助を受け入れることが苦手なのです。しかし乳がんの治療を受けるには、日常のルールもスケジュールも大きな変更を余儀なくされるので、患者さんにも家族にも、そして周囲の手助けしてくれる友人にもストレスとなります。これは避けがたいことです。ですから、このいままでとは違うスケジュールへの変更をあなたが受け入れ、そのスケジュールに合わせた生活のプランを立てることが、そのストレスを減らすために必要になります。具体的にはどのようにすればいいでしょうか。

子どもがいる場合

小さな子どもがいる人は、とくに家庭内での習慣を大きく変更することとなる

でしょう。たとえば母親であるあなたの具合がよくない夜は、父親が子どもたちをベッドに寝かしつけに行くでしょうし、食事の準備や洗濯のお手伝いは年長の子どもたちが担当することになるでしょう。

そうした計画を立てるときに、治療スケジュールが家族や周囲の大切な人たちに与える影響を考え、みんなができるだけ日常生活を変えないようなスケジュールを話し合って立てることが大事です。

子どもたちのスケジュールを立てること

子どもたちの日常生活は、できる限り維持するようにしたいものです。何歳であっても、子どもたちにとって変化はストレスと感じられます。食事の時間がいつもよりたった1時間遅いだけで、その幼児は予定が変わったことに異議を表現することがあります。どうしても日常生活を変えなくてはならないときは、前もって子どもに知らせましょう。

母親であるあなたの治療に関することはいつも子どもに説明するようにし、治療の間お手伝いをすることで積極的な役割を担ってほしいといって、子どもを励ましましょう。6～12歳の年少の子どもなら、化学療法を受けるときに一度は病院に一緒に行くと、より具体的に理解するでしょう。体に残っているかもしれない悪い細胞を破壊している化学療法について、どのようにイメージしているかを尋ねてみたり、お母さんを元気づける絵を描いてもらったり、メールでお見舞いのメッセージカードが来たら開封するよう頼んだりしましょう。

なぜあなたの具合がよくないのか、また治療の種類によっては静かに遊ぶことがなぜ大事なのかも説明します。より年少の子には、乳がんはうつらないこと、子どもが原因で病気になったのではないことを教えましょう。

あなた自身のスケジュールを計画すること

もし化学療法を受け、その後副作用が予想される場合は、一般的に化学療法の日の夜か翌日に起こるので、翌日は体をきちんと休められるようなスケジュールを組めれば理想的です。週末にゆっくり休めるように（週末は家事の手伝いを頼みやすいでしょうから）、その週の終わりごろに化学療法の予約が取れているかを確認しましょう。副作用が出た場合に備えて、翌日に病院が開いているかどうか、もし開いていない場合は緊急の連絡先も確認します。

化学治療のとき、誰かに一緒に付き合ってほしいかどうかを決めましょう。数時間は治療施設にいないといけないので、それに合うように計画します。治療の当日はできるだけくつろいで過ごすことが必要です。誰が手伝ってくれるか、あなた自身のスケジュールがどのようになっているかにもよりますが、化学療法をした日の晩ごはんは、子どもにはピザと決めてしまうとか、もしくは冷凍庫に入っている近所の人が作ってくれたおかずにする、体調のいい日に自分で作り置きしておくなどと決めるのがいいでしょう。

放射線療法は、日中よりも、1日の初めか終わりに入れるようにしましょう。これは毎日行われる治療なので、あなたのいつもの日課をできるだけ混乱させないようにするためです。最後の2週間は、いつにもまして疲れを感じることになるでしょうから、スケジュールを立てるときにはそのことも考慮に入れておきます。その期間は家族と出かける計画を立てないこと、活発な活動は控えて、いつもより多くの睡眠をとりましょう。

自分自身の時間を作りましょう

女性にとって、日常生活の中で1人きりになれる時間を作るのは、最善の環境の中でさえも難しいことです。作れたとしても、必要なことに集中するにはもう疲れすぎている夜遅く、ベッドでの時間となるのがせいぜいでしょう。

しかしいまのあなたには、これまで以上に、1人だけの時間と同時に愛する誰かと一緒に過ごす上質な時間が必要です。

人生の中で何が大事かをよく考えるとき

いまあなたの人生に何が起きていて、何を恐れているか、どう感じているのか、このいわば旅ともいえる経験とどううまく折り合っていくかについて、信用する人と率直に話し合う必要があるのです。

乳がんを体験したことで、自分の価値観と人生の優先事項を再評価し、自分が何者なのか、人生において何を成し遂げたいのかを気付くことができます。以前と違って、いまは死というものが現実味を帯びて見えることでしょう。人と分かち合う親密さが、これからはもっとも価値のある瞬間となるでしょう。そのために乳がんという診断を受けることになったのは悲しいことかもしれませんが、人との親密さを分かち合うことの美しさを減ずるものでは決してありません。

ですから、あなたが味わうことができるどんな瞬間も利用しましょう。そして実際に、人と親密さを分かち合う、そういう心温まる瞬間が起きるように心がけるのです。たとえば、夕食後に20分は誰かと一緒に歩いてみましょう。お皿洗いはあとでもいいのです。ときには、話すことよりもその瞬間ただ一緒にいることで十分なこともあるのです。あなたの思考の旅を続けるために、1日たった2行の文章を書くことだけでも、あなたにとっては大きな励みにつながります。

この本が救ってくれた Column

乳がんと確定診断されたあと、私は強烈に不安で悲しい気持ちに襲われました。約1週間は、夜眠れないほどの不安が続きました。自分が今後どうなるのかわからない状況の中で、つい最悪のことを想像してしまいます。自分の人生は自分が考えていたよりも短いかもしれない、社会や周囲の人たちとの接点を失って孤独になるかもしれないなどと悪いことばかり考えてしまいます。そんなとき、この1冊の著作に助けられました。

エリザベス・キュブラー・ロス／デーヴィッド・ケスラー『ライフ・レッスン』（角川書店、2001年）です。

医学博士、精神科医であり、多くの終末期の患者さんと関わり、終末期医療の分野を開拓した先駆者であるエリザベス・キュブラー・ロス博士の晩年の著作です。博士自らが病にたおれ、死の淵に立たされたあとに書かれたものです。

彼女の豊富な経験と、自らの体験に基づくすばらしい言葉は、答えのないと思われたわたしの不安や悩みのほとんどに、答えをくれました。「人生の価値は、その長さだけでは計れない。長い人生が必ずしも幸せとは限らないし、短い人生だからといって不幸とは限らない」という趣旨の彼女の言葉に励まされました。たとえ何があっても、くよくよしないで、自分らしさを失わずに一日一日を大事に生きていこうと決心しました。

治療の途中も何度も読み返し、大変励まされました。

また、国立がんセンターのウェブサイトに「心のケア」という資料が掲載されているので参考にしてみてください。〈http://ganjoho.ncc.go.jp/public/support/mental_care/index.html〉

第III部

どうする？
補助療法と副作用
（化学療法、放射線療法、ホルモン療法）

乳がんは全身病です。診断された時点で微小であってもほかに転移している可能性があります。転移や再発を防ぐ目的で抗がん剤を使う化学療法、放射線療法、ホルモン療法などの治療法（補助療法）を用います。これは、治療経過に大きく影響する重要な治療法です。

第11章 化学療法と副作用

補助療法

全身病と考えられている乳がんの転移や再発を防ぐ補助療法（化学療法、**放射線療法**、**ホルモン療法**）は、乳がん組織の病理検査の結果明らかになる乳がんのステージ（病期）、がん細胞のグレード、受けた外科手術のタイプ、年齢など、今後の予測されるがんの変化に関する情報や再発リスクをもとに決めていきます。

この章ではまず化学療法から説明しますが、化学療法、放射線療法、ホルモン療法のどれであっても、少なからず副作用は起こるものです。でも、それぞれの

▼放射線療法
第12章参照。
▼ホルモン療法
第13章参照。

治療目的がはっきりわかれば、副作用にも積極的に対処できるようになります。また、治療期間には始まりと終わりがあり、期間限定とわかれば、安心して、何とでも対処できると思えるでしょう。

外科手術、化学療法、放射線療法の全体でかかる治療期間は、平均9ヵ月です。妊娠から出産までの期間とだいたい同じです。あなたはこれらの治療を受けることで、いままでよりも健康的な女性に生まれ変わるのですから、乳がん治療を出産と同じようにとらえられるといいでしょう。

ただしホルモン療法だけは、長期間付き合わないといけない治療になります。通常は2〜5年、ときにはそれ以上続くこともあります。ただしホルモン療法は、内服や注射だけで、外来で行えて強い副作用は起こりにくく、乳がんの治療を受けているのだと意識しないほどです。

化学療法とは

化学療法とは、抗がん剤を使う治療のことです。抗がん剤は、がん細胞が正常な細胞よりも細胞分裂のスピードが速いという特徴をねらって、攻撃します。抗がん剤には、がん細胞の遺伝子を変化させたり、がん細胞の細胞分裂を妨害するなどの作用があります。乳がんの化学療法で使う抗がん剤のほとんどは、がん細胞の細胞分裂を妨害する作用により、がんを消失させたり、がんの増殖を遅らせたりします。

抗がん剤は、使用量を増やせば増やすほど、がんを縮小させる効果が大きくなります。しかし、抗がん剤の使用量を増やし過ぎると、その副作用も増えすぎて、治療を続けられなくなります。化学療法によりできるだけ最大の効果が得られるように、日本乳癌学会の『乳癌診療ガイドライン』で、標準量の抗がん剤の投与量が推奨されています。しかし、抗がん剤により実際にどの程度の効果と副作用があるかは個人差が大きいため、抗がん剤の効果と副作用のバランスを見ながら、個々に合わせて医師が調整します。

乳がんは全身病

乳がんは診断された時点で、微小な転移がすでに全身に起きていると考えられています。目には見えなくても、がん細胞は全身に拡がっている可能性があります。がん細胞を攻撃し死滅させる効果のある抗がん剤を全身に投与する化学療法は、このような微小な全身への転移を消滅させる目的で行います。乳がんは再発すれば、完全に治すことはかなり難しくなります。乳がんが全身病であることと化学療法の必要性を理解しましょう。

すべての人が対象ではありませんが、乳がんと診断されたほとんどの患者さんは、治療の一部として化学療法が必要です。およそ7割ほどの女性が、何らかの化学療法を受けるようにアドバイスされるでしょう。乳がんが乳管の外側の細胞まで拡がる**浸潤性乳癌**では、ほとんどに化学療法が行われます。

化学療法には複数の薬を組み合わせる

どの化学療法が一番よく効くか知りたいですよね。化学療法を行う医師は、治療に先立って行われたあらゆる画像診断と病理検査の結果から、今後病気がどのような経過をたどるかを予測して、抗がん剤の最適な選択肢を検討します。今日では、抗がん剤の選択肢は多様になり、2種類以上の抗がん剤を組み合わせて使うのが普通です。異なる薬は異なる経路で作用しますので、2種類以上の抗がん剤を組み合わせることにより、より多くの細胞が死滅し、副作用も小さくできることが明らかになっています。

抗がん剤の組み合わせは複数あり、それぞれ科学的根拠に基づいて日本乳癌学会の『乳癌診療ガイドライン』で推奨されています。抗がん剤の組み合わせの詳細は、国立がんセンターのがん対策情報センターのウェブサイトに、日本乳癌学会の『乳癌診療ガイドライン』の2004年版が公開されています。**薬物療法**の項目をご参照ください。

▼浸潤性乳癌
P32参照。

▼日本乳癌学会の乳癌診療ガイドライン（2004年）薬物療法
〈http://ganjoho.ncc.go.jp/professional/med_info/cancer/breast.html〉
07年版は『乳癌診療ガイドライン1．薬物療法　2007年版』（日本乳癌学会編　金原出版）をご参照ください。

乳がんのおもな抗がん剤とその組み合わせ

治療名	おもな化学療法の組み合わせ 商品名（一般名）	略称	投与方法	治療間隔
CMF療法	エンドキサン（シクロフォスファミド）	C	内服	4週間ごと 6回
	メソトレキセート（メトトレキサート）	M	静脈注射	
	5-FU（フルオロウラシル）	F	静脈注射	
AC療法	アドリアシン（ドキソルビシン）	A	静脈注射	3週間ごと 4回
	エンドキサン（シクロフォスファミド）	C	静脈注射	
CAF療法	5-FU（フルオロウラシル）	F	静脈注射	4週間ごと 6回
	アドリアシン（ドキソルビシン）	A	静脈注射	
	エンドキサン（シクロフォスファミド）	C	静脈注射	
FEC療法	5-FU（フルオロウラシル）	F	静脈注射	3週間ごと 6回
	エピルビシン（ファルモルビシン）	E	静脈注射	
	エンドキサン（シクロフォスファミド）	C	静脈注射	
ウィークリー タキソール	タキソール（パクリタキセル）	T	静脈注射	毎週1回 間隔未定
3週毎 タキソール				3週間ごと 4回
タキソテール	タキソテール（ドセタキセル）	T	静脈注射	3週間ごと 間隔未定

日本乳癌学会編『乳癌診療ガイドライン1　薬物療法　2004年度版』（金原出版）をもとに作成。

化学療法の治療スケジュール（回数と期間）

抗がん剤の治療スケジュール（頻度や期間）は、あなたの受ける抗がん剤の種類、治療の目標、副作用の状況などにより異なります。抗がん剤の効果が最大限に得られるように、医師が治療スケジュールを計画します。抗がん剤の頻度は、3〜4週間ごとのこともあれば、より頻回に毎週のこともあります。副作用を最小限に抑えて、正常な細胞が回復する時間を作るために、治療サイクルの間に休薬期間を設けるパターンを繰り返します。

抗がん剤治療と休薬期間を含めた1セットを1サイクルといいます。通常1コースの化学療法につき、通常4〜6サイクルが繰り返し行われ、通常は3〜6カ月の化学療法を受けることになるでしょう。

抗がん剤の効果が得やすいように計画されているため、治療スケジュールを守ることはとても大事です。しかし、抗がん剤の副作用などによっては、やむを得ず治療を延期したり、中断する必要があると医師が判断する場合もあります。

化学療法は手術の前とあと、どちらで行う？

●術前化学療法（ネオアジュバント化学療法）

手術後だけでなく、治療の最初の段階で、手術前に化学療法が勧められることもあります。手術の前に行われる化学療法を、術前化学療法（ネオアジュバント療法）といいます。

これは、大きながんであっても乳房温存術で完全に取り除くことができるように、がんを小さくしたり、目に見えない全身の微小ながん細胞の転移を消滅させて再発を予防する目的で行います。乳房温存術を望んでいるにもかかわらず、がんのサイズが大きい場合や、かなり小さい乳房の場合などに勧められます。

●術後化学療法

化学療法は、早期乳がんの手術後にも行います。リンパ節転移がない場合でも、手術後の化学療法により、再発までの期間を延ばせることが臨床試験で明らかになっています。閉経の前後にかかわらず、再発の高リスクの人は、手術後の化学療法により再発予防効果があること、たとえ再発・転移しても延命効果があることが証明されています。手術のあとに行う化学療法を、術後化学療法といいます。

わきの下のリンパ節にがん細胞の転移が認められない乳がんでも、**HER2**の有無にかかわらず下記の5つの条件のいずれかにあてはまる場合は、手術のあとに化学療法を行います。

①がんの大きさが2㎝より大きい、②がん細胞の病理学的悪性度が**グレード**2ないし3、③35歳未満、④リンパ管や血管の中にもがん細胞が認められる（脈管浸潤あり）、⑤**ホルモン受容体**（ER、PgR）が陰性。

▼**グレード**
P37～38参照。

▼**HER2**
がん遺伝子であるHER2が活発化している乳がんでは、HER2タンパクが過剰に産生され、がん細胞の増殖を促す物質をとり込みやすくなります。その結果、がんが進行しやすく、再発しやすいとされています。第14章参照。

▼**ホルモン受容体**
エストロゲン受容体（ER）、プロゲステロン受容体（PgR）が陽性の乳がんは、女性ホルモン（エストロゲン・プロゲステロン）の影響を受けて成長します。歩廊文殊様態が陰性なのは、再発のリスクになります。P192～195参照。

外来での化学療法も可能になっている

化学療法は入院して受けることが一般的でしたが、いまでは外来で受けることが可能になっています。外来で受けるほうが費用が安くすみますし、仕事を続けながら治療をつづけることも可能になります。1回目の化学療法でどのような副作用が現れるか、また副作用の程度を確認することは、治療の有効性を判断したり治療の見通しを立てるためにとても重要です。副作用の出現が少なく、安全だと確認できれば、外来で化学療法を受けることも可能でしょう。ただし、外来で化学療法が可能かどうかは、あなたが受ける抗がん剤の種類、あなたの通う病院や医師の方針、外来で化学療法を受けられる設備があるかどうかなどによります。

日本でもブレストセンターのある病院や一部の病院には、抗がん剤を外来で受けられる専用の場所が整備されてきています。外来治療を希望するなら、主治医に相談してみましょう。

ちなみにアメリカでは、化学療法のほとんどは外来で行われています。

あなたが受ける化学療法の奏功率を確認しよう

化学療法を受ける予定の施設では、あなたが受けるタイプの化学療法の奏功率（治療の効果が現れた率）、患者さんの生存率はどれぐらいかも尋ねてみましょう。

アメリカでは、すべてのがん患者のデータが国のデータベースに入れられて、専門家が治療の様相や臨床結果を比較できるようにしています。多くの治療経験がある病院は、その病院のデータと国の統計とを比較しています。できるだけ高い実績のある専門家チームのもとで、治療を受けたいですね。

●国レベルでがんの患者のデータを集める「がん登録」

日本では、06年6月に成立した「がん対策基本法」によって、がん登録が求められています。これは、がんになった人の診断結果、治療およびその後のがんの経過などに関するあらゆるデータを、自治体単位や医療機関単位で国のデータベースに登録することです。しかし、がん登録には法的な拘束力がなくあまり普及していないため、がんに関する日本のデータベースはまだまだ十分ではありません。

アメリカ・北欧など先進諸外国では、国をあげたがん対策を長年行っており、がんになった人のあらゆるデータを国として登録する「がん登録」というデータベースがあります。アメリカでは1971年に「がん法」が成立し、病院単位のがん登録も広く普及しています。また、国家試験を受けて、がん登録に専門の知識を持つがん登録士という資格を持つ人も増えてきています。

抗がん剤がよく効いているイメージを描いて化学療法に臨もう

全身に拡がったかもしれないがん細胞を殺すために、化学療法がどのように効くのか視覚的にイメージしてみましょう。化学療法を実際に受けている間は、抗がん剤があなたに効いている状態を繰り返しイメージしてみましょう。
1つの治療サイクルが完了するたびにお祝いするのもいいですね。治療ごとに、あなたは生存曲線をより高く上っているのです。それぞれの治療を克服したことにプライドを持ち、その瞬間を楽しみましょう。

化学療法の実際

乳がんの化学療法は、静脈への点滴として行われる方法が一般的です。腕や手の静脈に、採血をする針よりもやや太い針を刺して、点滴をする方法が一般的です。抗がん剤の点滴の前後に、吐き気止めの薬も点滴します。抗がん剤がもっとも効きやすいように決められた一定のスピードで点滴するため、一回の一連の点滴時間は、数時間単位でかなり時間がかかることが多いです。

わたしの体験から

抗がん剤治療を行う医療スタッフの方々へ

医療をする側に悪気がないのはわかるのですが、医療スタッフの言葉で何度か傷ついてしまったことがあります。点滴のラインを入れた医師が、小さい仕事がひとつ終わったといかにも嬉しそうにスタッフに報告しているのが聞こえてきたのです。医師にとっては小さな仕事でも、受けている当人にとってはいのちに関わる抗がん剤治療で、それは大変大きな仕事のひとつなのです。

また、きょうは特別にあなたの好きな血管に点滴を入れてあげるから、どの血管がいいか選ばせてあげるといわれたこともありました。わたしにとって、抗がん剤治療は体力も気持ちも消耗する大変な闘いです。どの血管がいいか選ぶようなことに神経を使いたくはありません。そんな申し出を喜ぶ患者さんは、きっと一人もいないと思います。

わたしの体験から

外来での化学療法中の過ごし方

1回の化学療法にかかる時間は、想像以上に長い場合が多いのです。わたしの場合は、最初の抗がん剤治療は3週間ごとに4サイクル、1回4時間のスケジュールでした。外来診療の少ない午後に化学療法を受けていたため、タイミングによっては、点滴のラインを挿入してくれる医師が見つからず、点滴の開始が遅くなり、4時間の予定に対して、実際には5時間以上かかっていました。5時に全館空調が止まり、真冬には寒々とした中で点滴を受けるため、体が冷えないように、いつもフリースで防寒対策をしていました。この貴重な長い時間をどう過ごせばいいか、治療が始まってからもわからず、いろいろ考えました。

ベッドに座った状態でずっと本を読んでいたら、疲れるから横になって受けたほうがいいと主治医や看護師さんからアドバイスされました。それで、横になった状態で、今度は音楽を聴くようにしました。でも、音楽を聴くのさえ、思ったより体力や集中力を必要とするため、本当に身体や気持ちが疲れている時は大変と感じることもありました。

わたしの体験から

絵画の癒し効果

音楽を聴くのも大変だと感じたときは、横になったままで、壁のカレンダーの絵をじっと見ていました。入道雲が犬の顔になっていく様子が描かれている絵です。いつ見ても同じ絵なのですが、見ているだけで、少し気持ちが癒される気がしたものです。ですから、治療を受けている患者さんの目の届く位置に、少しでも気持ちが和み、気持ちが明るくなるような絵や写真があれば、きっと治療の助けになると思います。

アメリカで見学したブレストセンターには、診察室、検査室、廊下、トイレにまで、スタッフ全員で選んだ絵や写真が数多く飾られていました。患者さんの気持ちを少しでも明るくなるように励ましたいというスタッフの気持ちがあらわれており、本当にすばらしいと思いました。日本の病院でも、患者さんが病院内で目にするものが、殺風景な壁や天井でなく、このように気持ちを励ますような配慮がぜひ欲しいものだと思います。

わたしの体験から

外来での化学療法中のトイレは？

抗がん剤と一緒に利尿剤も使われていたために、どうしてもトイレが近くなります。しかし、抗がん剤治療を受けていた処置室からトイレに行くには、大勢の人が待っている外来の待合を通らないと行けない構造になっていました。点滴台を引きずりながら、そこを通り過ぎるときのいやな気分といったらありません。みんなからじっと見られると、まるで同情されているかのように感じて、とても辛かったのです。抗がん剤を受ける同じスペース内にトイレも完備されている、抗がん剤治療に適した環境がどの病院にも早く整えばいいと思います。

わたしの体験から

血管の静脈炎とリザーバー

抗がん剤は腕や手の静脈に点滴で受け、同じ血管に連続で入れないように注意してもらっていました。しかし、繰り返し手や腕の血に抗がん剤の点滴を受けると、抗がん剤により血管内の細胞が傷つき、前腕《ぜんわん》や上腕《じょうわん》の静脈に静脈炎が起こりました。静脈炎を起こすと、静脈の内部に常にピリピリと不快な痛みを生じます。静脈炎を起こした血管は、最終的に小枝のよ

Column

リザーバー（皮下埋め込み型静脈留置カテーテル）

抗がん剤を投与する頻度が多い場合や、静脈が細くて点滴を入れるのが難しい場合、糖尿病・高血圧などにより血管がもろくなっているなどのために抗がん剤がすぐに血管外に漏れてしまう場合、点滴時間が長い場合、手足の静脈への点滴が好ましくない抗がん剤を使う場合などには、リザーバー（皮下埋め込み型静脈留置カテーテル）という器具を使う方法もあります。

抗がん剤が血管の外に漏れると、抗がん剤が血管の周辺の組織にしみこみます。抗がん剤によっては、その毒性により組織がダメージを受け細胞が死んでしまう（壊死《えし》する）場合もあります。点滴の針は動かさないように気を付けましょう。また、もし点滴を受けている腕が腫れたり違和感があれば、すぐに看護師に知らせましょう。抗がん剤によっては、腕や手の静脈に点滴するよりも、リザーバーのほうが安全な場合もあります。

リザーバーは、必要なときに繰り返し皮膚の外から針を刺して抗がん剤などを点滴できる、皮膚の下に埋め込む小さな器具です。これを装着すれば点滴は失敗せずにできるようになり、治療が楽になります。抗がん剤を注入するための管（カテーテル）を血管内に挿入して留置し、繰り返し針を刺せるリザーバーを接続して、皮膚の下に埋め込みます。半永久的に体内に留置できて、繰り返し針を刺すことができるポートという部分は、ほとんど目立ちません。管理次第では1~2年近く繰り返し使うことができ、必要がなくなれば簡単に抜くことができます。ポートを埋め込んだまま、仕事やスポーツもできます。

うに硬く変化し、血流がなくなり、点滴が入らないのはもちろん採血もできなくなってしまいました。複数の抗がん剤の点滴は、抗がん剤によっては4～5時間に渡り、毎週のことでもあるので、リザーバーを使えばもっと楽に治療ができたのではないかと、あとから思いました。

わたしの体験から

化学療法の治療費

わたしが受けた化学療法（FEC療法）は、よく使われる3種類の抗がん剤を組み合わせるタイプのものでした。使用したのは5－FU（フルオロウラシル）、ファルモルビシン（エピルビシン）、エンドキサン（シクロフォスファミド）の3つです。3週間ごとに1回×4サイクル受けました。治療費は、薬剤代とそれに付随する費用だけで、1回約5万円、4回で約20万円になりますが、保険適用されますので、自己負担額は1回1万5000円、4回で約6万円です。

実際の化学療法には、抗がん剤の薬剤代以外に、入院費や入院中の検査代、制吐剤など副作用を改善するための薬剤代が必要になることもあり、実際にはさらに費用がかかります。また、使われる抗がん剤の種類や投与量により、費用は若干異なります。

私の場合の自己負担額は、1回目は薬剤代だけでなく3日間の入院費が

▼薬剤の名前

ここで挙げた抗がん剤の名前は、いずれも商品名（カッコ内は一般名）を示しています。

▼一般名と商品名

1つの薬は、一般名、商品名、化学名のいくつかの名前を持っています。

一般名とは、薬の成分そのものを指す名前で、薬の化学名、構造式、化学式などを省略したものです。一般名は商品名よりも複雑で覚えにくいことが普通です。それに対して、医師が患者さんに処方せんを書くときは、通常は薬の商品名を使います。商品名は、登録商標、銘柄名、ブランド名ともいいます。より親しみやすく覚えやすそうな名前をつけることが一般的です。

この本での薬の名前は、可能な限り一般名と日本でのおもな商品名を併記しています。複数の製薬会社が販売している薬には、複数の商品名が存在する場合があります。

かかり5万2170円、2回目は外来で化学療法を受けて1万5280円、3回目も外来で化学療法を受け、抗がん剤の量を増やしたため2万5870円、4回目は3回目とほぼ同様の化学療法を外来で受けて2万4440円でした。その結果、4回の治療の自己負担合計は、11万7720円でした。

FEC療法が終わったあとに、タキソールという抗がん剤の化学療法を週1回×9サイクル受けました。この治療はすべて外来で受けたため、実際の自己負担額は薬剤代に付随費用を含めて1回あたり約1万8000円で、9回合計で約16万円でした。

化学療法による副作用について

化学療法は全身療法ともいわれますが、放射線療法と同じように、がん細胞だけでなく正常な細胞にも影響を及ぼします。脱毛、消化器症状、倦怠感など、二次的な苦痛はほぼ確実に起こります。

抗がん剤は、正常な細胞に比べ、細胞の分裂・増殖するスピードが速いというがん細胞の特徴に作用します。しかし、正常な細胞の中にも、分裂の速い細胞があります。たとえば、血液の細胞、口腔の粘膜、胃腸の粘膜、毛根の細胞などです。抗がん剤はがん細胞だけでなく、これらの成長・分裂の速い正常な細胞にもダメージを与えます。もっともよく現れる副作用は、吐き気・嘔吐、白血球の減少、脱毛などです。

副作用の起こりやすさは抗がん剤の種類によって違いますし、個人差もかなりあります。ほかの人とは異なる反応を示す場合もあることを理解することが大切です。ですから、あなたの感じ方や副作用の種類、もしくは副作用の症状について、たとえ同じ化学療法を受けた乳がんサバイバーと話しても、必ずしもあなたの役に立つとは限らないことも理解してください。

副作用に関して、どのような準備が必要なのかも主治医に尋ねましょう。

化学療法の副作用に合ったスケジュールを立てよう

化学療法中でも、その日の日中は気分がいいでしょう。副作用が起きるのは、夜か翌日がほとんどです。ですから、化学療法の翌日は、体を休められるようなスケジュールを立てられれば理想的です。副作用が出た場合に備えて、化学療法の翌日に病院が開いているか確認しましょう。もし開いていないなら、**緊急時の連絡先**を確認しておくことも必要でしょう。

副作用——吐き気→コントロールできる

次に、吐き気・嘔吐、白血球の減少、脱毛それぞれの副作用について、詳しく

▼副作用の起こりやすさ
おもな抗がん剤の種類とその副作用は、「国立がんセンターがん情報サービスのがんに関するQ&A」も参照してください。〈http://ganjoho.ncc.go.jp/public/qa_links/qa/kougan-zai.html〉

▼緊急時の連絡先
急激な副作用など、もしもの事態に備えて、病院や主治医の緊急連絡先をあらかじめ確認しておくといいでしょう。また、どのような副作用の場合に急いで受診する必要があるかについても、主治医に確認しておきましょう。

説明しましょう。

●一時的なもので、コントロールできる

吐き気と嘔吐は、抗がん剤治療を続ける上でもっとも辛い副作用です。この副作用をコントロールできるかどうかが、抗がん剤治療を続行できるかどうかの鍵といっても過言ではありません。

抗がん剤による吐き気や嘔吐は、脳の中にある神経が刺激されることで起こります。すべての人が、すべての抗がん剤に対して吐き気を経験するわけではないので、それぞれの副作用の強さに応じて対処法しましょう。現在では、吐き気を予防し劇的に減らす新薬もあります。これらの副作用を減らすためにどのような手段をとればいいか、腫瘍内科医もしくは主治医である外科医と話し合いましょう。

●制吐剤は我慢しないで積極的に使う

抗がん剤によっては、一時的に吐き気や嘔吐を起こしやすいですが、続くことはありません。しかし、吐き気は精神的な負担になりますから、吐き気が強い患者さんには抗がん剤治療の継続が大変なストレスになります。また、一度吐き気や嘔吐が起きると、また起きるのではないかという精神的な不安が吐き気の引き金になり、吐き気が起きやすくなります。吐き気が起きたら、直ちに主治医に伝えましょう。吐き気を我慢することは、何の足しにもなりません。

現在は、**吐き気を抑える効果の高い制吐剤**が開発されて、吐き気や嘔吐はかなり抑えられるようになってきています。ですから、制吐剤は、主治医に相談しながら、積極的に使いましょう。

●化学療法の前日、当日は吐き気を予防する

満腹のときのほうが、吐き気が起こりやすくなります。また、乳製品は消化にかかる時間が長いので、化学療法を受ける日は、とくに控えましょう。化学療法を受ける日は食事量を少なくしたり、治療の数時間前は食べないなどの工夫により、吐き気を軽くできる場合もあります。また、体をしめつけない衣服を選びましょう。前日は、睡眠を十分とりましょう。

●においの強いものを避ける

花や香水などにおいが強いものは避け、室内の換気をよくしましょう。においを過敏に感じる場合は、その軽減にマスクの着用が効果的です。揚げ物、煮物、煮魚、焼き魚などにおいが強い食品は避けましょう。料理を冷やすことでにおいが軽くなり、食べやすくなることもあります。

●吐き気・嘔吐が起きたときの吐き気対策

軽い吐き気が起きたら、次の方法で楽になる場合もあります。

- 胃の傾きに合わせて、体の右側を下に横向きに寝て、体を曲げてお腹の力を抜くか、少し前かがみの姿勢になると少し楽になるでしょう。腹ばいのほう

▼吐き気を抑える効果の高い制吐剤が必要

ドキソルビシン、エピルビシン、シクロホスファミドなど、吐き気が高い割合（30％以上）で現れるリスクが高い抗がん剤は、投与前に吐き気を抑える制吐剤を使います。

タキソール（パクリタキセル）、タキソテール（ドセタキセル）、5－FU（フルオロウラシル）、メソトレキセート（メトトレキサート）など、吐き気が起こりにくい抗がん剤では、制吐剤は必要ないでしょう（ここで挙げた抗がん剤の名前は、いずれも商品名（カッコ内は一般名）を示しています）。

が楽な場合もあるでしょう。

- 腹式呼吸を行うことで、吐き気が楽になることがあります。
- 冷たい水でのうがい、氷やキャンディーなどを口に含むことも効果的です。
- 無理なく食べられるものを探しましょう。食事には時間をかけて、少量ずつ可能な範囲で食べるようにして、どうしても食べられないときは、市販の栄養補助食品などで、少量でもカロリーや栄養素を補えるものを試してみましょう。
- 吐き気のために食欲が低下すると、便秘しやすくなります。抗がん剤の刺激によって、下痢を起こす場合もあります。水分を十分に摂りましょう。

副作用――白血球の減少→一時的なもので再び増えてくる

抗がん剤治療の1週間後ぐらいから、血液中の白血球が減少し始めますが、これは一時的なもので、2週目ぐらいからまた増えてきます。白血球が自然に増えてこない場合は、白血球を増やす**G-CSF**《ジーシーエスエフ》**製剤**という注射薬を使います。G-CSF製剤の注射は、入院でも外来でも可能な治療です。

白血球の減少は、必ず起こるわけではありませんが、抗がん剤治療を繰り返すにつれて起こりやすくなる、またその程度が強まる傾向がありますので、注意が必要です。

▼**G-CSF製剤**
血液幹細胞の白血球への分化を促進させる注射薬。

白血球が2000以下に減少すると、防御機能が低下して、全身のいろいろな部分がウィルスや菌類に感染しやすくなります。白血球が1000以下なると、肺炎などの危険が高くなるため、入院して抗菌剤などで様子を見ます。とくに、糖尿病、歯周病、痔疾患、皮膚の病気、便秘などのある人は、ウィルスや菌類に感染しやすいので注意しましょう。

●白血球が減少したときの感染予防の対策

- 歯磨きとうがいで口の中を清潔にしましょう。朝起きたとき、外出から帰宅したときは、必ずうがいをする習慣をつけましょう。
- トイレのあとや外出から戻ったときなどは、必ず手洗いをして、手指を清潔にしましょう。
- 冬場に空気が乾燥しているときは、喉からの感染を予防するために、マスクをするといいでしょう。
- お茶や水など水分を十分に摂って、膀胱炎などを予防しましょう。
- 手指・皮膚・口の中の切り傷などから、ばい菌が入りやすくなります。小さな怪我を避けましょう。
- 便秘がひどいと、粘膜が傷つき、そこからばい菌が入りやすくなります。便秘に気をつけましょう。
- 新鮮でない生ものを食べないようにしましょう。

▼白血球
1μℓ（マイクロリットル＝100万分の1リットル）あたりの数をカウントします。正常値は、4000～10000です。

・採血時に止血しにくくなりますので、しっかり5分以上止血しましょう。

副作用――脱毛→また生えてくる

ほとんどの抗がん剤は脱毛を起こしますが、すべての抗がん剤が脱毛を引き起こすわけではありません。

脱毛は抗がん剤を始めて2～3週間後に始まりますが、毛髪以外の全身の体毛が抜けます。つまり、まつ毛、眉毛、陰毛なども抜けます。髪の抜け方にはかなり個人差があります。髪の毛は、抗がん剤治療が終われば、3～6カ月後には**再び生えてきます**。脱毛に対して前もって準備をしておくといいでしょう。

副作用や治療中に必要となるウィッグ（かつら）の試着に関しても、どのような準備が必要なのか主治医に尋ねましょう。ウィッグの情報提供や試着などのサービスを施設内で行っているブレストセンターもあります。

わたしの体験から

脱毛の実際

最初、脱毛というとたくさんの髪がまとまってばさりと抜けるのかと思っていましたが、実際は想像と少し違っていました。わたしの場合は、髪を引っぱると、たくさんの髪がバラバラとまばらに抜けました。髪の生え際や頭頂部はほかの部分よりとくに抜けやすく、先に脱毛が始まりました。

▼**髪の毛は再び生えてくる**

繰り返しますが、髪は、抗がん剤治療が終われば、3～6カ月後には再び生えてきます。髪の伸び方にはかなり個人差があり、環境なども関係しますが、一般的に日本人の髪は、1日約0・3～0・4㎜伸びます。平均すると、3日で1㎜、1カ月で1㎝、1年で12㎝伸びます。

あとで生えてくる髪は、それまでのものと異なる髪質になることがよくあります。髪が以前と違って、柔らかい・硬い、量が増える・減る、ウェーブがある・ない、などに変化することがよくあります。

襟足に近いほど脱毛しにくく、襟足の髪の一部は最後まで抜けないで残っていました。

●脱毛に対する心構え

脱毛の経験は、乳房の一部を失うこと以上に不快に感じる女性もいます。髪の変化は誰にとっても見た目に明らかで、とくに女性は髪にプライドを感じるものだからです。しかし、脱毛は一時的なもので、抗がん剤治療が終われば髪は再び生えてくることを理解してください。

家族の心構えとしては、どうしたらいいでしょう。たとえば、あなたの脱毛を告白するパーティーを開いて、全員が帽子か頭を覆うスカーフやターバンなどを持ってくるのです。あなたのためにパーティーを開いて、家族のメンバーが心の準備をしておくのは、とくに子どもにとってもすばらしいアイデアです。

わたしの体験から

夫婦で写真館へ

脱毛は精神的に大変苦痛でした。乳がんという事実で精神的に参っているうえに、今度は女性の象徴である髪を失うということは、大変なショックでした。わたしにとっては、乳がんであるという事実に匹敵するほどのショックでした。

抗がん剤治療が決まったあと、髪があるいまの自分の姿を写真に残しておきたいと思い、写真館で夫婦の写真を撮りました。撮影時は気分が沈み元気がなかったはずですが、出来上がった写真はいい笑顔になっていました。写真館の人がかなり配慮してくれたに違いありません。これも抗がん剤治療に積極的に取り組む覚悟を決めることに役立ったと思います。

●脱毛前に髪を短く切る

脱毛に先立って、脱毛が続く一時的な期間は、髪を丸刈りにする女性もいるでしょう。通常脱毛が起こり始める最初の化学療法の2週間後までには、髪をできるだけ短く切りましょう。あらかじめ髪を短くしておくと、脱毛が起きた際に処理しやすいですし、脱毛による頭皮への負担を軽くして、再び髪が生えてくるときに質のいい髪が生えてきます。

あなたを支えるために、自分まで髪を同じ丸刈りにするパートナーもいるでしょう（すでにはげている人もいますが）。

わたしの体験から

髪を切って覚悟を決められた

主治医から、脱毛が始まる前にできるだけ髪を短く切って頭の負担を小さくしておくと、あとでいい髪が生えてくるとアドバイスされました。

わたしは、抗がん剤治療の前日、長かった髪を美容室でかなり短く切ってもらいました。切った髪の一部は、記念にもらって帰りました。ところが主治医に、それでもまだ長すぎる、もっと短いほうがいい、高校野球の選手ぐらいまで切ることを勧められて驚きました。1回目の抗がん剤治療の翌日、ウィッグを購入し、これからは自分の髪がなくても、ウィッグがあるから大丈夫と決心しました。そこで、さらに3㎝程度まで自分で髪を短く切りました。

最初の抗がん剤から約2週間後に脱毛が始まり、その時点で家族に3分刈りにしてもらいました。髪が長いほど脱毛を強く自覚することになりますから、精神的なショックがそれだけ大きいと思います。髪を短く切ったことは、抗がん剤治療を最後まで頑張りとおす覚悟を決めることにつながったと思います。

●ウィッグや帽子を用意する

脱毛が起こり始める前に、あらかじめウィッグや帽子、ナイトキャップなどを用意しておき、心の準備をしておくといいでしょう。ターバンやスカーフを被るという選択肢もあります。どうするかはあなたが決めることです。

ウィッグをかぶる予定ならば、化学療法に先立って試着に行きましょう。あな

▼アメリカではウィッグは保険でカバーできる
アメリカでは、腫瘍内科医がウィッグなどの頭の人工的な装具の処方箋を提出すれば、ほとんどの保険会社で350ドルを上限にウィッグの費用がカバーできます。

たがどんなふうに見えるか、正直な意見をいえる信頼できる人に一緒に行ってもらいましょう。化学療法の前にウィッグの試着をしておけば、あなたの髪の色やスタイルに合わせるのが簡単になります（もちろん、ブロンドになりたいとずっと思っていたならば、新しいスタイルを試すいい機会でしょう！）。

●脱毛後は頭を暖かく保つ

体熱の80％は頭頂部から失われます。冬の間、屋外や悪天候にさらされるときは、ニットの帽子を被りましょう。かつらには頭を保温する効果もあります。寒い冬はかつらがあるといいでしょう。くるまって暖かさを保つことが必要です。

わたしの体験から

脱毛後は外気温の影響をそのまま受ける

脱毛後は、思った以上に外気温の変化が頭からそのまま伝わってきて驚きました。冬だったため頭が寒くてよく寝付けませんでした。そのため、眠るときも保温性・吸湿性のいい帽子を被るようにしたらよく眠れるようになりました。

●脱毛後は頭への負担を小さくする

脱毛後も頭皮の皮脂腺は活動しています。髪が皮脂を分散してくれない分、予想以上に頭が汚れますから、清潔にするためにシャンプーは必要です。

ウィッグ（かつら）選びのポイント Column

わたしは人と接する機会の多い仕事なので、脱毛したままの姿を人前に見せることには抵抗がありました。そこで、ウィッグ（かつら）を買うことにしました。ウィッグなしで脱毛したままのスーツ姿の女性を街で見かけたことがありましたが、勇気のある人だと感心しました。

初めてウィッグ専門店を訪ねたのは、抗がん剤治療が決まり、実際に治療が始まる1週間ほど前です。予約しないで、誰にも一緒に付き添ってもらわず、一人で行きました。あとで気付いたのですが、これはいい方法ではありませんでした。ウィッグ（かつら）を選ぶときは、お店に予約をして、誰か自分のスタイルをよく知っている姉妹や親しい友人などに一緒に付いて行ってもらうといいと思います。ただでさえ精神的に参っている状態ですから、お店の人とのやり取りを助けてもらう点でも、誰かと一緒がいいでしょう。

ウィッグのお店に行くのは、人生で初めての体験でした。それで、ウィッグを選ぶにあたり、お店の人がわたしのどんな情報を必要としているのかがわからず、実際には話す必要のない病気や治療のことを話さなくてはと勘違いして、お店の人との会話に精神的な苦痛を感じてしまいました。そのようなことを話しても、中には親身になってくれないお店の人もいて、落ち込みました。

考えてみれば当たり前かもしれませんが、お店の人が一番知りたいのは、脱毛が始まる時期に出来上がりが間に合うかどうか、好みのスタイル、手入れにかけられる時間的余裕など、おもに髪の毛に関する情報なのです。ですから、治療に関する細かい情報は、必ずしも話す必要はありません。

通常ウィッグのお店では、頭に被った状態ではカットしてくれない場合がほとんどです。そのため、自分の思い通りのウィッグにするには、先にウィッグを実際に被って確認したあとに、ウィッグを脱いで修正してもらう必要があります。わたしは、どんなスタイルのウィッグが似合うのか、自分ではさっぱりわかりませんでした。複数のお店でいろいろ試してみましたが、どれもさっぱり似合いません。お店の人は普段のわたしのスタイルや好みを知らないせいか、似合っていますよといってくれるのですが、かえって落ち込んでしまいました。いまなら笑ってすませられるでしょうが、そのときは笑う余裕もありませんでした。

結局、最初の抗がん剤治療の2日後に、あるデパートのウィッグ専門店で見つけたカット済みのウィッグに決めました。被ってみて一番違和感がなく、担当者も丁寧で配慮ある誠実な対応をしてくれました。

ウィッグには人毛、人工毛、両方のミックスの3種類があり、それぞれに特長があります。わたしは、軽さ、手入れのしやすさ、価格の点から、人毛と人工毛のミックスを選びました。人工毛が含まれていると熱で縮れやすいため、長いスタイルほど首まわりでこすれて発生する静電気により縮れやすいのです。その後、ウィッグを買った店で定期的に縮れを直す手入れをしてもらい、そのお店との関わりは約1年2カ月間続きました。いい担当者・お店を選んでよかったと思っています。

ちなみにわたしが購入したウィッグは、20万円程度です。そのウィッグには、結局1年2カ月の間お世話になりました。高価な買い物でしたが、月々1万5000円と換算し、これなら美容室に払う金額と大差ないと考えることにしました。また後日、休日用に人工毛のみの5000円程度の人工毛のみのウィッグも手芸専門店で買いました。

脱毛が起きる際にピリピリ感を感じることがあります。髪に負担をなるべくかけないようにしましょう。爪を立てず、やさしく洗髪しましょう。いつも使っているシャンプーがしみるようなら、刺激の少ないシャンプーに変えるといいでしょう。たとえば、柔らかいヘアブラシを使ったり、ドライヤーの温度を低めにして、刺激の強いパーマやカラーリングは避けましょう。

わたしの体験から

脱毛後の頭皮は刺激に敏感になる

脱毛が始まった最初の頃は、頭皮が小さな刺激にも過敏になり、以前平気で使っていたシャンプーでも、頭皮のピリピリ感、軽い痛み、頭皮の吹き出物がよくありました。ベビー用の刺激の少ない石鹸で頭を洗うようにしたら、吹き出物は改善しましたが、ピリピリ感、軽い痛みはしばらく続きました。

わたしの体験から

ウィッグをはずす時期

抗がん剤治療が終わって約7カ月後には、髪が2～3㎝に伸びていました。そろそろウィッグなしで出社しても不自然でないかどうか、親しい同僚に見てもらいました。「ベリーショートだけど、ウィッグなしでも全然不自然じゃないよ」とアドバイスをもらいました。ただ、ウィッグなしの姿に自分ではまだ違和感があったので、結局、抗がん剤治療終了の9カ月後にウィッグを取りました。

副作用――口内炎→予防を心がけて

抗がん剤は口の中の粘膜を刺激し、免疫も低下するために感染しやすくなり、口内炎が起きやすくなります。一度口内炎ができるとなかなか完治しないので、うがいなどによる予防が大切です。口内炎の治療には、粘膜を保護する働きのあるうがい薬や塗り薬を使います。細菌などが感染している場合は、抗菌薬や抗生物質を使うこともあります。

副作用――手足のしびれ→神経障害は回復する

商品名タキソテール（一般名パクリタキセル）という抗がん剤は、手足のしびれ感、筋肉痛、筋力低下などの末梢神経の神経障害が起きることがあります。ひどい場合だと、歩いたり箸を持てないなどの症状が出ることもあります。回復に時間がかかり、半年から2年ほど続くこともありますが、これらの神経障害は徐々に回復します。

副作用――倦怠感→無理をしない

疲れやすい、何となく体がだるい、気力がわかないなどという身体的・精神的な倦怠感は、抗がん剤治療を重ねるにつれて、徐々に起きてきます。これは、抗がん剤治療による貧血や、食欲が低下することによって栄養状態が低下すること、抗がん剤治療自体による体力の消耗などが原因です。

抗がん剤治療中は、無理をしないで、睡眠を十分とり、体を休めましょう。また、栄養不足にならないように、食事もしっかり摂りましょう。軽いストレッチやマッサージ、アロマセラピー、音楽など、自分が心地よいと感じるもので、気分転換を図りましょう。

副作用――生殖機能への影響→個人差がかなりある

すべてではありませんが、かなりの抗がん剤が生殖機能に影響する可能性があります。これは、抗がん剤により卵巣機能が低下あるいは停止するため、閉経前にもかかわらず、かなりの割合で無月経になります。抗がん剤治療が終わったあとも、月経が戻らず、永久に不妊症となる場合もあります。抗がん剤の種類、患者さんの年齢、健康状態などによって個人差がかなりあります。抗がん剤治療を始める前に、卵子や精液を冷凍保存する方法もあります。

▼生殖機能への影響」
第Ⅲ部第13章のコラム「乳がんと妊娠」（P205～209）を参照。

抗がん剤治療を受けている期間中は、染色体に影響を与える可能性があり、男性も女性も避妊が必要な場合もあります。抗がん剤治療中のセックスは可能です。ただし、感染や出血をしやすい時期は避けたほうが良いでしょう。

副作用――静脈炎

抗がん剤は血管内の細胞を傷つけ、静脈内の炎症を起こすことがあります。静脈炎を起こした血管は、収縮して血管のしなやかさが失われ、血流が低下した結果、血管内に血栓ができやすくなります。血栓ができると、点滴の詰まりが起こり、その血管からの採血ができなくなります。

抗がん剤の血管外漏出《ろうしゅつ》による障害

静脈に入れた抗がん剤の点滴の針は、挿入部分の手足を動かしても、簡単に抜けたり、点滴が血管外に漏れることはあまりありません。しかし、血管が細い場合や、加齢・糖尿病・高血圧などにより血管がもろくなっている場合などは、抗がん剤が血管外に漏れることがあります。

抗がん剤が血管外に漏れた場合、通常は皮膚が赤く腫れたり痛みなどの皮膚症状が起こり、数時間~数日後には症状が悪化し、水泡→潰瘍《かいよう》→組織や細胞が死滅（壊死）する状態へと進行します。直後に症状が出ないこともあります。

もし抗がん剤が血管外に漏れてしまったら、できるだけ早く適切な処置を受けましょう。自宅では、漏れた部分を１回15～20分、１日４回以上は冷やして、心臓より高く上げておきます。２～３日過ぎても漏れた部分の痛みや腫れ、赤みがおさまらない場合は、医師の診察を受けましょう。

抗がん剤が漏れた場合の障害の程度は、抗がん剤の種類や濃度、量により異なります。少しの漏出でも**強い痛みが起こり、組織や細胞を死滅させる可能性がある抗がん剤**もあります。

漏出を防ぐには、針が入っている部分はできるだけ安静に保ち、トイレは投与前にすませておきましょう。また、リザーバー（皮下埋め込み型静脈留置カテーテル）を使うのも、１つの方法です（Ｐ１６１参照）。

▼強い痛みや組織や細胞を死滅させる可能性がある抗がん剤
以下は商品名、カッコ内は一般名。
ドキソルビシン（アドリアシン）、エピルビシン（ファルモルビシン）、マイトマイシンＳ（マイトマイシンＣ）、ビノレルビン（ナベルビン）、パクリタキセル（タキソール）、ドセタキセル（タキソテール）など。

第12章

放射線療法と副作用

放射線療法の目的

放射線療法とは、X線、電子線などエネルギーの高い放射線を使って、細胞レベルで残っているかもしれないがん細胞に働きかけてがんの成長を止めて、がんを消失させる治療法です。

放射線治療は、がんのDNAを破壊して、がん細胞は分裂・増殖が増すにつれて遺伝子の修復力が低下するため、放射線のダメージを正常の細胞よりも強く受けやすいのです。その作用を利用してがん細胞を消失させるのです。

放射線療法の分野は、ここ20年以上にわたり、大変な進歩が続いています。また、乳がんはがんの中でも放射線療法が効きやすいことが明らかになっています。

どんなときに放射線療法が必要か

乳房温存術を受けたあとにほとんどの人は、放射線療法は標準治療として必要です。これは、より確実に乳がん再発を予防するため、リンパ節やほかの臓器へのがんの転移を防ぐためです。乳房温存術のみの場合は、放射線療法と組み合わせることにより、再発を約3分の1に減らすことができます。とくに、わきの下のリンパ節（腋窩リンパ節）にがんの転移がある場合には効果があります。乳房温存療法を受けた女性で、複数のリンパ節にがん細胞が確認されたり、乳がんのサイズが大きい場合などにも、放射線療法が勧められます。

リンパ節にがんが転移しているときは、乳房全摘出術のあとにも放射線療法が勧められることがあります。

乳房部分切除手術のあとには、一般的に放射線療法をあわせて行います。乳房切除術とわきの下のリンパ節の一部を摘出したあとなどにも実施されます。

放射線療法ができない場合

放射線によるＤＮＡへのダメージは消えずに残るため、一生の間に受けられる放射線量が決まっており、一定量以下にする必要があります。そのため、同じ部位に何度も放射線療法を受けることはできません。過去に乳房や胸部に放射線療法を受けていれば、同じ側の放射線療法は受けられません。

放射線は胎児のＤＮＡにダメージを及ぼすため、妊娠中の人も放射線療法は受けられません。

関節リウマチ以外の膠原病《こうげんびょう》の状態が活動期の人も、病状が悪化する恐れがあるため、放射線療法は受けられません。

乳がんの放射線療法に経験豊富な放射線医か

放射線療法は多くの病院が行っていますが、あなたはその病院の放射線医が乳がんの治療に経験豊富かどうかを知りたいでしょうし、もちろん知るべきです。また、現在、乳がんの放射線療法にはいくつかの種類があります。あなたの放射線療法にどんな選択肢があるか、また治療ごとの有効性の統計について尋ねましょう。

あなたは一人の患者として、どんな治療であっても、自ら治療を選択する機会を与えられるべきなのです。

また、心臓や肺は放射線照射領域からどのように保護されるかを尋ねましょう。施設によっては、心臓や肺には放射線が当たらないように、積極的呼吸管理装置

（Active Breath Control Device）と呼ばれる装置で、放射線治療中の呼吸を簡単にコントロールすることもできます。

放射線療法の実際

乳がんの場合、放射線は体の外からあてます（外部照射）。治療は、通常月曜から金曜の毎日短時間で、治療期間は5～7週間です。その間毎日治療施設に通うことになります。初回は放射線をあてる照射位置合わせのため15～20分程度かかりますが、2回目以降は放射線療法だけですから、5分程度ですみます。衣服の着脱を含めても20分以内ですみます。

放射線は、目に見えず痛みもなく、レントゲン撮影に似ている感じで、あなたは何も感じません。

治療の間、乳房、胸壁、わきの下をさらして放射線をあてます。治療チームは、閉じたドアの向こうにいるので何か問題があれば、すぐに来て対応してくれます。

乳房温存術後で、採取した組織の断端（断面）にがん細胞があった場合（断端陽性）、またそれが疑われるときには、再発を予防するために通常の放射線療法が終わったあとにがんのあった部分に追加の放射線をあてる（**追加照射**する）こともあります。

▼**放射線療法の装置**
放射線療法に使われる装置（リニアック）は、医療用直線加速装置（Linear accelerator）の略称です。高周波装置を用いて、電子を高速に加速して金属ターゲットにあてることによりX線を発生させます。

▼**追加照射**
乳がんの追加照射の場合は、電子線をがんがあった部分に限って照射するのが一般的です。ブースト照射ともいいます。

照射位置のシミュレーション

放射線療法を始める前に、治療の範囲や放射線の方向、範囲、量などを決めて、必要な組織にのみに放射線が照射されるように、正常な組織に当たらないかどうか、一人一人に合わせて照射位置合わせの確認（シミュレーション）します。シミュレーションに使う機器は、レントゲン撮影（X線）を使うX線シミュレーターや、CT（断層撮影）をもとにシミュレーションを行うCTシミュレーターなどの特殊な装置です。シミュレーションには、20〜30分程度かかります。シミュレーションから治療開始までは、通常1週間ほどかかります。

過去には心臓や肺に放射線の副作用のリスクがありましたが、現在はこれらのX線シミュレーターやCTシミュレーターの導入により放射線の照射は高精度に管理されるため、このリスクは著しく少なくなっています。

また、常に同じ領域と正しい位置に放射線をあてるので、その照射位置がわかるようにするために、シミュレーションのあとは胸の皮膚の表面に油性マジックでラインや点を描きマーキングをします。これは永久に消えないものではないので心配しないでください。それより、治療期間中はマーキングを消さないように、入浴時にごしごしこすらないようにしましょう。マーキングが消えてしまったら、シミュレーションを行ってまた描き直すことになります。

欧米では、いくつかのごく小さい刺青のマーク（小さな青い点）を胸の上につけます。これは半永久的なものです。治療が完了したあと、その小さな刺青を蝶やピンクリボンや何かの大事なシンボルとなる芸術的なタトゥーとして利用する創造的な患者さんもいます。あなたの手術の傷跡が勇気ある戦いの証であるように、この小さな点も、勇気ある戦いの証なのです。

毎回同じように上腕を上げられるように、シェルという特製の腕を固定するための腕置きを作製することもあります。

わたしの体験から

のどにもマーキング

放射線シミュレーションを受けて、初めて皮膚のマーキングを受けたときのことです。放射線技師さんは、まったくためらいなく皮膚の上にマジックでどんどん点や線を描いていきます。ついには、胸部だけでなく、喉に首の半分の高さまで線を描かれたので、大変驚きました。そんなことは想定外だったため、首元を隠すものを何も持っておらず、喉元のマジックが見えたままで帰宅することになってしまいました。放射線療法の開始前にシミュレーションを受けるときは、念のためにスカーフなどを持って行くといいでしょう。

マーキングは大事ですが、患者からすると、できるだけ最小限にしてもらいたいものです。喉はできるだけ最小限のマーキングにしてほしいと率直にお願いしたら、線でなく点で描いてくれるようになりました。

放射線療法の費用

放射線療法には保険が適用されます。そのため、1回の照射あたりの自己負担額は約5000円です。通常は25～30回行われるため、総額約15万円になります。

副作用――皮膚の変化

放射線はがん細胞だけでなく正常細胞にも障害を起こします。しかし、正常細胞の障害の程度はがん細胞よりも軽く、治療の数ヵ月後には照射前の状態に回復するでしょう。

放射線療法のおもな副作用は、治療する部位に限定して起こります。放射線の総量、放射線を照射する範囲などにより、副作用の発生頻度が違います。副作用が起こる時期は、放射線療法中または終了直後と、終了後半年から数年たってからのこともあります。

放射線療法を開始してから2～3週後には、放射線をあてた部分の乳房の皮膚は日焼けしたように赤みや腫れが生じ、徐々に色素沈着が起こり、乾燥したり、皮膚が腫れることもあります。少しばかりかゆみやひりひり感、熱感が生じることもありますが、個人差があります。これらは、数週間から数カ月で治まります。放射線療法のあと、乳房は少し硬くなることがあります。月経前のような感じだという人もいます。放射線は人体を通りぬけるため、背中側の皮膚にも同様の変化が起こることがあります。

照射部位は石鹸でごしごしこすらず、やさしく洗いましょう。皮膚の状態に合わせて、柔らかい衣服を選ぶなど刺激を避ける工夫をしましょう。

わたしの体験から

放射線療法による副作用の予防

放射線療法のあとの皮膚障害は軽く、皮膚が少し赤くなる程度でした。しかし、放射線医は、放射線療法による皮膚障害の悪化を予防するために、炎症を抑える効果のあるステロイドローションを処方してくれました。

放射線療法が始まった直後から治療後半年くらいまで、放射線を照射する胸部と、放射線を照射する側の背中にもステロイドローションを少し塗っていました。その効果により、皮膚炎症は抑えられ、色素沈着は少なく、皮膚は元のままきれいに保つことができました。

副作用――疲労・倦怠感→よく休息する

放射線は、体内に累積します。そのため、治療が終わりに近づくと疲労を感じ始めるでしょう。まったく感じない人もいれば、非常に疲れを感じる人もいて、個人差がかなりあります。放射線療法中の疲れは、放射線による直接の影響ばかりではありません。体内のがんがたくさんエネルギーを消費していることや、毎日の外来通院による疲れなども原因です。

疲れを感じたら、とにかく休息しましょう。最後の2週間と完了後の数週間は、毎日昼寝が必要だと感じるかもしれません。放射線療法中は過度な運動は避け、体調に合わせた生活を心がけましょう。疲れは、放射線療法が終了して数週のうちに感じなくなります。

副作用――食欲不振→栄養をよく摂る

放射線療法中、食欲がなくなることもあります。これも、放射線自体の影響やがんがエネルギーを消費するストレスなど複合的な影響によるものです。放射線により組織が障害を受けるので、その修復のために、普段よりもカロリーと良質な栄養素を多く摂りましょう。

副作用――骨髄抑制（貧血、白血球減少、血小板減少）

骨髄では、酸素を運ぶ赤血球という血液細胞、細菌と戦う白血球、出血を防ぐ血小板などを作っています。骨髄がたくさんある骨盤、胸骨、**椎骨**《ついこつ》に広範囲に放

▼**椎骨**
背骨を構成する1つ1つの骨のこと。

射線をあてると、骨髄で血液細胞を作る能力が低下して、白血球、血小板、**赤血球が減ってくる**ことがあります。

放射線を広範囲に照射しているときは、定期的に血液検査をして血球数の変化を見ます。白血球、血小板の減少が著しい場合は、放射線療法を休止することがありますが、放射線療法のみで治療を中止しなければならないほど減少することはかなりまれです。

▼**赤血球が減る**
赤血球やヘモグロビンが減ると貧血になります。

新しい放射線療法の臨床試験——小線源治療 Column

従来の乳房全体に放射線をあてるのとは少し異なる放射線療法が、臨床試験として行われています。臨床試験には、参加する前に十分放射線専門医と相談しましょう。

アメリカでは、放射線療法の臨床試験に参加することも治療の大きな選択肢ですが、日本では一部の病院では臨床試験が行われているものの、まだまだ限定的です。

日本での臨床試験の情報は、国立がんセンターのがん情報サービスのウェブサイトで、がん関係の臨床試験（乳腺）が公開されています〈http://ganjoho.ncc.go.jp/professional/med_info/clinical_trial/ct0031.html〉。

従来の放射線療法は、体の外から放射線をあてますが、この新しい放射線療法は、乳房内の乳がんがあった部分に小線源アプリケーターという小さなカプセルのようなものを埋め込んで、内側から乳房のがんのあった部分に放射線をあてます。そのため小線源治療ともいいます。

この小線源アプリケーターをがんがあった位置に確実に送り込むために、拡張できるバルーンのついたマンモサイトという器具を使います。これは、早期の乳がんが適応になります。

アメリカでは、この乳がんの小線源治療は、厚生労働省に相当するＦＤＡ（Food and Drug Administration＝米国食品医薬品局）により、安全性や効果を審査中です。

日本の厚生労働省では未了認で、マンモサイトを使う小線源治療を受けられる医療機関は、非常に限られています。保険が使えず、自己負担は約80万円程度で高額です。

通常の放射線療法には5～7週間の通院期間が必要ですが、マンモサイト放射線療法では、5日間程度と早く社会復帰できるようになります。

第13章

ホルモン療法

ホルモン療法とは

ホルモン療法の分野の研究によって、その治療法は迅速に進んでいます。日本では乳がんの60~70％（アメリカでは約50％）の人は**ホルモン受容体**があります。このタイプの乳がんは、ホルモン受容体陽性といわれ、ホルモン受容体と女性ホルモンが結びつくことによって、がん細胞が活発に増殖する特徴があります。

病理検査の結果、ホルモン受容体が陽性の人は、少し難しいかもしれませんが、がんばってこの章を読みましょう。ここでは必要最低限のことを述べますので、

▼ホルモン受容体
細胞の表面にあって、細胞外の特定のホルモンだけを選んで受け取る働きがあるタンパクなどのことです。

▼病理検査
第3章参照。

詳しいことは主治医に確認しましょう。

ホルモン受容体が陽性の人はホルモン療法が必要

ホルモン受容体が陽性の乳がんは、ホルモン受容体と女性ホルモンが結合することによって、がん細胞が活発に増殖します。つまり、女性ホルモンをえさに増殖するタイプの乳がんなのです。ホルモン療法の薬は、女性ホルモンの分泌を抑制させたり、ホルモン受容体との結合をブロックさせます。それにより、がん細胞のえさである女性ホルモンを与えなくして、がんの勢いを抑える治療法です。女性ホルモンには、エストロゲンおよびプロゲステロンがありますので、ホルモン受容体にも、エストロゲン受容体（ER）、プロゲステロン受容体（PgR）の2つがあります。

あなたの乳がんに**ホルモン受容体があるかどうか**（陽性かどうか）を調べるために、ホルモン療法の前に、乳房の組織を採って病理検査を行います。

病理検査の結果、ホルモン受容体が陽性の人は、乳がんの進行度がどの**ステージ**（病期）であっても、また閉経前もしくは閉経後にかかわらず、ホルモン療法（内分泌療法といわれることもあります）が勧められます。ホルモン受容体が陽性の乳がんには、ホルモン療法という有効な治療法があるため、ホルモン受容体は陽性のほうが、陰性よりも今後の治療の見通しがいいといわれています。

▼ホルモン受容体があるかどうか
P38～39参照。
▼ステージ
P46～52参照。

ホルモン受容体が陰性の人には、ホルモン療法は効果がありませんので、化学療法を行います。

ホルモン療法の目的と効果

乳がんは、前進病で目に見えない微細ながん細胞が全身に拡がっていることは前にもお話しました。

ホルモン療法の目的は、全身に拡がったがんの進行を遅らせ、再発を防ぐことです。乳がんの手術後にホルモン療法を行うことによって、再発を半分に減らすことができます。また、**進行乳がん**や再発乳がんでは、乳がんの進行を抑える効果が証明されています。

ホルモン療法は、**ホルモン補充療法**とはまったく異なります。

●ホルモン受容体が陰性は再発の危険因子

病理検査の結果ホルモン受容体がなければ（ＥＲとＰｇＲがともに陰性）、一般的にはホルモン療法は行いません。ホルモン受容体が陰性なのは、再発の危険因子の一つとされています。

閉経の前後で使用する薬が異なる

女性ホルモンが体内で作られるしくみは、閉経前と閉経後では異なるため、使

▼進行乳がん
ステージⅢb、ステージⅣ、炎症性乳がんのことを指します。

▼ホルモン補充療法
閉経したあとの更年期障害の治療のため、女性ホルモン（エストロゲンもしくはプロゲステロン）を体に補充する治療法です。ホルモン置換療法は、乳がんの危険性をわずかながら増やすと多くの研究報告があります。

用する薬剤が異なります。

どのホルモン療法の薬を選択するかは、ホルモン受容体（エストロゲン受容体ER、プロゲステロン受容体PgR）の結果だけでなく、病理検査の結果（とくにHER2陽性かどうか、がん細胞のグレード）、画像検査の結果（がんの大きさ、リンパ節転移が陽性かまたその転移の程度）、個々の検査結果で**再発リスクが高い人**かどうかなどを総合的に考慮して決められます。

●ホルモン療法のガイドライン

スイスのザンクトガレンという都市で2年に1回の乳がんの専門家による国際会議が行われ、そこで決められる国際的に信頼性の高い**ガイドライン**（ザンクトガレン2007）は、ホルモン療法をどのように選択するべきか明らかにしています。このザンクトガレンのガイドラインは科学的に根拠のある国際的な標準治療として推奨されており、日本乳癌学会の『乳癌診療ガイドライン』にも、その内容は反映されています。

閉経と女性ホルモンの変化

通常50歳前後には卵巣の働きが衰えて、生理が止まり閉経すると、卵巣からの女性ホルモンの分泌は停止します。しかし、閉経後も少ないながら、女性ホルモン（エストロゲン）は作られ続けます。閉経後の女性ホルモン量は、閉経前に比

▼再発リスクが高い人
①リンパ節転移が4個以上ある（陽性）人。
②リンパ節転移が1～3個ありかつエストロゲン受容体（ER）とプロゲステロン受容体（PgR）がともにない（陰性）人。
③がん遺伝子HER2が陽性の人。

▼ガイドライン
あらゆる臨床試験の結果など証拠に基づいて、専門家が話し合い推奨される検査や治療方針を決めたものです。スイスのザンクトガレンで決められる乳がん治療のガイドラインは、世界標準といえるものです。07年の報告は〈http://www.gsic.jp/cancer/cc_18/stg2007/〉

べて100分の1程度に減少します。

閉経前は卵巣で女性ホルモンが作られますが、閉経後はそれに代わり脂肪などにあるアロマターゼという酵素の働きにより、副腎皮質で作られるアンドロゲン（男性ホルモン）を原料として、女性ホルモン（エストロゲン）に作り変えます。

閉経前のホルモン療法

生理がある卵巣機能が正常な閉経前のホルモン療法は、女性ホルモンの生成を抑える薬を使って、女性ホルモンの量を閉経後と同じレベルまで低くすることにより、再発を抑えます。閉経前のホルモン療法の薬には、大きくわけて3種類あります。

❶LH-RHアゴニスト製剤（黄体ホルモン抑制剤）

LH-RHアゴニスト製剤という薬は、閉経前の人に効果が高く、閉経前のホルモン療法にLH-RHアゴニスト製剤が勧められることは多いでしょう。この薬は脳に働きかけて、がんの増殖を促す女性ホルモンの生成を抑えますので、治療中はずっと生理がなくなります。中には閉経前にもかかわらず、そのまま閉経してしまう人もいます。商品名リュープリン、ゾラデックスなどがおもな薬です。4週間に1回もしくは3カ月に1回の皮下注射を受けます。治療期間は2年以上続き、主治医の判断によっては、さらに長く続けることもあります。どの程度の

▼LH-RHアゴニスト
08年、閉経前の乳がんに対して、リュープリンはあらたに3カ月1回皮下注射も保険適用になりました。4週間に1回のリュープリンの3倍量を皮下注射します。

治療期間がいいのかは、まだ明らかになっていません。おもな副作用は、**ホットフラッシュ**、めまい、気分が落ち込みやすいうつ状態などの更年期障害と同じ症状です。

▼ホットフラッシュ
ほてりやのぼせのこと。P201～202参照。

❷抗エストロゲン剤

抗エストロゲン剤という薬は、閉経前だけでなく閉経後に使われることもあります。ホルモン受容体が陽性の人は、まずこの治療が勧められることが多いでしょう。女性ホルモンの働きを抑えるために、がん細胞のエストロゲン受容体に女性ホルモン（エストロゲン）が結合する前に、抗エストロゲン剤が先回りして結合して、ブロックする働きがあります。商品名ノルバデックス（一般名タモキシフェン）、商品名フェアストン（一般名トレミフェン）がおもな薬で、毎日1～2回内服します。治療期間は2～5年続きます。商品名ノルバデックス（一般名タモキシフェン）を長く使うと、子宮体がんの危険が高くなります。副作用は比較的軽く、月経異常、吐き気、体重増加、ほてりなどです。

❸黄体ホルモン剤

黄体ホルモン剤という薬は、卵巣から女性ホルモンが作られるのをブロックして、女性ホルモンの量を低くします。他のホルモン療法の薬が効かなくなったときに、よく使われます。1日3回内服します。商品名ヒスロンがおもな薬です。副作用が多く、肥満や食欲亢進、性器からの不正出血などがあります。

閉経後のホルモン療法

閉経後の女性ホルモン量は、閉経前に比べて100分の1程度に減少しますが、少ないながら作り続けられます。閉経後のホルモン療法では、女性ホルモンの生成をさらに抑える薬を使って、女性ホルモンの量を閉経前の1000分の1以下に抑えて、がんの増殖を抑えます。閉経後のホルモン療法の薬には、大きくわけて3種類あり、一つの薬を使って数年間治療したあとに、別の薬に変更してさらに数年間治療を続けることはよくあります。どの組み合わせでどのぐらいの期間ホルモン療法を続けることが効果的なのか、臨床研究が進みつつあり、数多くの発見が続いていますが、これという決め手はまだ明らかになっていません。

❶アロマターゼ阻害剤

閉経後のホルモン療法に大変効果があると明らかになっている比較的新しい薬です。抗エストロゲン剤よりも再発を抑える効果が高いことが明らかになっています。閉経後のホルモン受容体が陽性の人には、まずアロマターゼ阻害剤が勧められます。

脂肪などにあるアロマターゼという酵素の働きを阻害することにより、脂肪からの女性ホルモンの合成を阻害する薬で、商品名アフェマ、アリミデックス、アロマシンがおもな薬です。その作用により大きくわけて2種類あります。①アロ

おもなホルモン療法の種類と作用

適応	ホルモン療法の分類	投与方法と回数	商品名（カッコ内は一般名）	作用	妊婦への影響
閉経前	LH-RHアゴニスト製剤	4週ごと、もしくは3カ月に1回皮下注射	・リュープリン（リュープロレリン） ・ゾラデックス（ゴセレリン）	視床下部から分泌されるLH-RHの分泌を抑制し、卵巣からのエストロゲンの分泌を抑制する	あり 卵巣機能が著しく抑制されるため、治療中は完全に生理が止まる。一部の人はそのまま閉経してしまうこともある
	抗エストロゲン剤	毎日1～2回内服	・ノルバデックス（タモキシフェン） ・フェアストン（クエン酸トレミフェン）	エストロゲン受容体に結合して、乳がんの増殖を促す女性ホルモンの働きを遮断する	あり 妊娠時または妊娠中に男女のどちらかがこの薬を使用すると、出産異常が起きることがある
	黄体ホルモン薬	毎日3回内服	・ヒスロン（メドロキシプロゲステロン）	女性ホルモンの産生を抑制	なし
閉経後	アロマターゼ阻害薬	毎日1回内服	・アリミデックス（アナストロゾール） ・アロマシン（エキセメスタン） ・アフェマ（ファドロゾール）	脂肪などにあるアロマターゼという酵素の働きを阻害して、女性ホルモンの働きを抑える	あり 妊娠時または妊娠中に男女のどちらかがこの薬を使用すると、出産異常が起きることがある
	抗エストロゲン剤	毎日1～2回内服	・ノルバデックス、タスオミン（タモキシフェン） ・フェアストン（トレミフェン）	エストロゲン受容体に結合して、女性ホルモンが乳がん細胞に働くのを遮断する	あり 妊娠時または妊娠中に男女のどちらかがこの薬を使用すると、出産異常が起きることがある
	黄体ホルモン薬	毎日3回内服	・ヒスロン（メドロキシプロゲステロン）	女性ホルモンの産生を抑制	なし

マターゼと結合してその働きを妨げる薬（商品名アリミデックス（一般名アナストロゾール））や商品名フェマーラ（一般名レトロゾール）など、②アロマターゼの働きを完全に不活性化する薬（商品名アロマシン（一般名エキセメスタン））。1日1回内服します。副作用は軽く多くありませんが、骨密度が低下し、骨粗しょう症や骨折の危険が高くなります。

❷抗エストロゲン剤

抗エストロゲン剤という薬は、閉経前にも使われますが、閉経後にも使われます。女性ホルモン（エストロゲン）ががん細胞の表面のエストロゲン受容体に結合するのをブロックして、その結果として、女性ホルモンの働きを抑えます。

❸黄体ホルモン剤

閉経前のホルモン療法の③でご説明したことと同じです。

乳がんの転移や再発のある人のホルモン療法

乳がんの転移がある人（進行乳がん）や再発のある人には、アロマターゼ阻害剤や抗エストロゲン剤を使うホルモン療法が行われ、女性ホルモンの作用を阻害して、がんの拡がりを抑えます。最近の欧米の研究では、従来おもに使われていた抗エストロゲン剤よりも、アロマターゼ阻害剤のほうが進行乳がんや再発乳がんには効果が高いことが明らかになっています。

ホルモン療法の期間

ホルモン療法の期間は通常2~10年で、長期間に続けなくてはならない治療です。

あなたが自分で勝手に内服治療をやめたり、内服量を調節してはいけません。内服量や治療の頻度は、膨大な研究データに基づいて決められています。スケジュールを変えたら、治療の効果を受けられないばかりか、受けなくてもよい不利益を受けることになるかもしれません。

この長い治療期間に、どのように経過や副作用を観察してもらえるか、主治医とよく話し合っておきましょう。

ホルモン療法の副作用

おもな副作用は、ホットフラッシュ、体重増加、気分の落ち込みによるうつ状態などの閉経による更年期障害に似ていますが、ほかの副作用も起こる可能性があります。副作用があったら、どんなものであっても主治医に知らせましょう。

●ホットフラッシュ（ほてり、のぼせ）

ホルモン療法の副作用は、体内の女性ホルモンの低下に応じて、徐々にじわじわと体調が変化してくる特徴があります。もっともよく起こる副作用は、ホットフラッシュ（ほてり、のぼせ）で、急に汗が噴き出したり、顔がほてったりします。これは、体温調節機能が弱くなるために起こります。症状は徐々に軽減するため、症状が軽ければ経過観察となりますが、つらいと感じたら我慢しないで主治医に相談しましょう。ホルモン療法の薬を他の種類のものに変えると、症状が改善することもあります。

●うつ症状、太りやすくなる、シミや肌荒れ

気分が落ち込みやすくうつ症状など更年期障害と同じような副作用が起こりやすくなります。また、ホルモン療法を受けると太りやすくなったり、シミや肌荒れが生じやすくなることもあります。健康的な食生活と適度の運動、紫外線対策などを心がけましょう。

●骨粗しょう症や骨折のリスクが高まる

アロマターゼ阻害剤は、骨粗しょう症や骨折のリスクを高めます。アロマターゼ阻害剤の治療を始める前に、基礎データとして骨密度測定を受ける必要性があるか、主治医に確認しましょう。治療が始まったあとは、骨の健康状態を確認するために、毎年1回、骨密度測定を受けましょう。骨密度の状態によっては、骨粗しょう症の治療や骨折を予防するための薬が処方されることもあります。カルシウム製剤やビタミンD製剤も骨密度を維持する効果があるといわれています。積極的な運動、禁煙も骨の健康に効果があります。

●子宮ガンのリスクが高くなる

抗エストロゲン剤の治療を1年以上続けると、子宮体がんの危険が治療を受けていない人の2倍程度に高くなるというアメリカの報告があります。そのため、抗エストロゲン剤の治療を受ける場合は、婦人科健診を半年～1年ごとに1回は受けましょう。

●卵巣機能の抑制

ホルモン療法は女性ホルモンを抑えるため、治療が始まったら、閉経前の人は生理が止まります。そして、ホルモン療法が終わったあとも、一部の人は生理が戻らず、閉経前にもかかわらずそのまま閉経してしまうこともあります。子どもを産む計画がある人、将来子供を産みたい人は、自分の希望をはっきり医師に告げて、よく相談した上で治療を選択するべきです。

ホルモン療法の治療費

LH-RHアゴニスト製剤

4週ごとに1回のリュープリン（3・75mg）で、薬剤代は4万9060円、自己負担（3割）は約1万5000円です。3カ月ごと1回のリュープリン（11・25mg）では、薬剤代は8万7730円で自己負担は約2万6000円になります。4週間1回よりも3カ月1回のほうが1カ月あたりの価格は安くなります。ホルモン療法の中で、もっとも高額です。

抗エストロゲン剤

毎日1〜2回内服します。薬代は1錠400円程度で、1日2回内服したとして、1ヵ月2万4000円です。保険が適用されますので、自己負担額は3割負担で約7000円になります。

アロマターゼ阻害剤

毎日1回の内服します。薬代は1錠約600円で、1ヵ月1万8000円です。保険適応されますので、自己負担額は3割負担で約5000円になります。

黄体ホルモン剤

毎日3回内服します。薬代は1錠約500円で、1ヵ月4万5000円です。保険適応されますので、自己負担額は3割負担で約1万3000円になります。

Column

乳がんと妊娠

妊娠中の治療と治療後の妊娠をどう考えるか

◉進行・再発しやすいとは限らない

日本で乳がんと診断される人は、年々増加しています。現在では40代前半で乳がんと診断される人がもっとも多いのです。そのため、妊娠中に乳がんと診断される人や、乳がん治療後の妊娠や出産に不安を抱える人が大変多くなっています。今後はさらにこのような心配に直面する人が多くなるでしょう。ここでは、治療法別に妊娠と出産の問題についてお話しましょう。

妊娠中や授乳中は乳腺が張っているために、乳がんの発見が遅れがちです。そのため、リンパ節や他の臓器に転移したり進行した乳がんで見つかることも多くあります。妊娠中は胎盤から女性ホルモンが多く分泌されるため、女性ホルモンの影響で成長するタイプのホルモン受容体陽性の乳がんの人は、乳がんが進行しやすく、また再発しやすいといわれていました。しかし、最近の研究や日本乳癌学会のガイドラインでは、妊娠中の乳がんだからといって、そうではない人より、必ずしも乳がんが進行しやすく、再発しやすいわけではないことが明らかになっています。母胎と胎児の間には、がん細胞をブロックする働きがあるので、妊娠中の乳がんが胎児に転移することはありません。

◉妊娠中の外科手術

妊娠中や出産後、授乳中に外科手術を受けることは可能です。

ただし、乳房温存術を受けた場合は、手術のあとに必ず放射線療法を受けることが必要です。しかし、次に説明するように妊娠中には、放射線治療を受けることができません。そのため、乳房温存術を受けた場合は、出産したあとに放射線治療を受けることになります。乳房温存術のあと、放射線治療を出産したあとまで待てない場合は、乳房温存術はできませんので、乳房切除術を受けることになります。

◉妊娠・授乳中の化学療法

胎児の全身のいろいろな器官は、妊娠初期、第4～16週（妊娠2～6ヵ月間）までにかけて形成されます。妊娠中に母親が抗がん剤治療を受けると、母親の血液中の抗がん剤は胎児にも流れ込みます。ですから、妊娠2～6ヵ月間の抗がん剤を使う化学療法は、胎児に奇形を引き起こす可能性があります。この期間の妊娠中の人は、化学療法をしてはいけないことが日本乳癌学会のガイドラインほか世界中のガイドラインで推奨されています。妊娠前期の化学療法は奇形を起こす恐れがあるため、避けるべきです。

妊娠中期～後期の化学療法は、奇形を起こす心配はありません。しかし抗がん剤の種類にもよりますが、胎児の発育不良、早産、また胎児の脳の発育不良による出産後の知能発育の遅れが起こる危険性が高まります。

日本乳癌学会では『乳癌診療ガイドライン（薬物療法）２００７年版』にて、妊娠期乳癌に対する化学療法の安全性は確立されていないため、実践しないように推奨しています。妊娠中期～後期の化学療法は、その安全性はたしかではないため、とくに推奨していません。

抗がん剤の中でも、ファルモルビシン（エピルビシン）、アドリアシン（ドキソルビシン）、エンドキサン（シクロフォスファミド）のような薬は、細胞のＤＮＡやＲＮＡなどに作用するため、奇形を起こす可能性が高いといわれています。

また、タキソール（パクリタキセル）、タキソテール（ドセタキセル）は、比較的新しい治療法のため、妊娠中に使った場合の影響は、まだ十分なデータがないため明らかになっていません（いずれの薬品名も商品名、カッコ内は一般名を示す。以下同）。

●授乳中の人の場合

化学療法やホルモン療法のために抗がん剤を受けている場合は、抗がん剤は乳汁《にゅうじゅう》中にも入って、授乳を受けた乳児に悪影響があります。そのため、抗がん剤治療を受けている間は、授乳を控える必要があります。

抗がん剤の中でもとくにエンドキサン（シクロフォスファミド）、メソトレキセート（メトトレキサート）などは乳汁に高濃度に混ざってきます。

放射線療法を受けた側の乳房からは、ほとんど母乳が出ないかもしれませんが、もう一方の乳房からは十分母乳が出るので心配ありません。

◉妊娠中の放射線療法

放射線療法はある一定レベル以上浴びると、胎児のDNAを傷害して、胎児に悪影響があります。ただし、レントゲン撮影やマンモグラフィー、CTなどの通常の検査レベルでは、放射線による障害が起きることはありませんので、心配ありません。ですから、妊娠中にこれらの検査を受けたからといって、流産が起きる心配はなく、胎児に障害が起きるような悪影響はありません。

しかし、ある一定レベル以上の放射線に被曝した場合、妊娠8週以内では胎児の奇形や流産が起こり、妊娠8週後では胎児の脳の発育に影響し、出産後に脳の発育の遅れが起こるといわれています。そのため、妊娠3カ月以内は放射線治療を控えたほうがいいでしょう。

◉妊娠中の分子標的療法

分子標的療法の治療薬である商品名ハーセプチン（一般名トラスツズマブ）は、比較的新しい治療法のため、妊娠中に使った場合の影響は、まだ十分なデータがなく明らかになっていません。

◉妊娠中のホルモン療法

次に挙げるホルモン療法の薬を、妊娠時または妊娠中に男女のどちらかが使用すると、出産異常が起きることがあります。これらの治療中は、妊娠しないようにしましょう。

- 抗エストロゲン薬＝タモキシェン、ノルバデックス、タスオミン（タモキシフェン）
- アロマターゼ阻害薬＝アリミデックス、アロマシン、アフェマこれらの治療は、妊娠中は始められません。もし治療開始したあとに妊娠していることがわかったら、すぐに薬をやめて、主治医に相談しましょう。

◉治療後の妊娠

乳がんの治療後に出産を希望して、実際に出産される人は多いのです。治療中に生理が止まっても、治療後に卵巣機能が回復し、生理がもどれば、妊娠は可能です。

また、乳がん治療後に妊娠したからといって、乳がんの経過を悪くすることはないという報告があります（日本乳癌学会の診療ガイドライン）。

再発のリスクが高い人（P195参照）は、とくに再発の危険がある治療後2年間は避妊することが推奨されています。あなたの再発の危険性に応じた判断が必要ですから、主治医に相談してみましょう。この微妙な問題について主治医からのアドバイスをもらうために、あなたから相談することが大事です。

◉手術後の妊娠

イギリスの医学雑誌『ランセット』の報告（1997年）では、手術後に妊娠しても再発のリスクが高くなるという証拠はないと報告されています。

◉化学療法後の妊娠

抗抗がん剤の影響は2～3日たてば体には残りません。化学療法のあと1回目の生理がくるまでは、妊娠を控えることが推奨されています。

抗がん剤はがん細胞だけでなく、正常な細胞にもダメージを与えます。そのため、抗がん剤治療を使う化学療法が始まると、一時的に生理が止まりますが、化学療法が終われば、通常生理は戻ってきます。しかし、抗がん剤の種類や使用した薬の総量によっては、一部の人は生理が戻らず、そのまま閉経することもあります。

とくに、アドリアシン（ドキソルビシン）、ファルモルビシン（エピルビシン）、エンドキサン（シクロフォスファミド）を使うと、残念ながら、そのまま閉経することが多くなり、妊娠が難しくなります。

アドリアシン（ドキソルビシン）、ファルモルビシン（エピルビシン）では、30歳以上の人では25～30％がそのまま閉経します。

エンドキサン（シクロフォスファミド）では、40歳未満では約40％の人が、40歳以上では70％以上の人がそのまま閉経する可能性があります。

◉ホルモン療法後の妊娠

ホルモン治療が終わってからも、妊娠・出産は可能です。また実際、抗ホルモン剤治療終了後、妊娠・出産している体験者が、たくさんいらっしゃいます。ホルモン療法の影響は2～4週間たてば体には残りません。ホルモン療法が終わったあと1回目の生理がくるまでは、妊娠を控えることが推奨されています。

LH－RHアゴニスト製剤を使っている間は、生理が止まりますが、治療が終われば卵巣機能は回復し、妊娠が可能な体に戻ります。LH－RHアゴニスト製剤は比較的生理が戻りやすい薬です。40歳未満ではほとんどの患者さんが、40歳以上の人では、約70％の人が、生理が正常な状態に戻ります。

生理が戻る時期については、約3カ月～半年とさまざまで、個人差があります。また、ホルモン療法のあと薬をやめて最初の月経は、周期が不定期だったり、無排卵だったりします。通常の月経周期にもどるまで、妊娠は待ったほうがいいでしょう。

ホルモン療法は通常2～5年ですが、5年続けることを勧められることが多いでしょう。治療を始める歳によっては、妊娠できなくなるのではと心配になるかもしれません。たとえば30代後半で、5年の治療を勧められた場合、2年のホルモン療法を受けたあとに、治療をやめて妊娠を選ぶことも可能でしょう。ただし5年の治療を選ぶより再発の危険性が高まる可能性があります。

第14章

分子標的療法

分子標的療法の目的

分子標的療法とは、がん細胞の増殖に関わる特定のタンパクなどに対してのみ効果のある薬を使って、がん細胞だけを狙い撃ちする比較的新しい治療法です。分子標的療法の薬としては、ハーセプチンのほかにも複数の薬がありますが、現在日本で使用が認められているのはハーセプチンのみです。

乳がんの性質を調べる病理検査では、がん組織のHER2《ハーツー》という特殊なタンパクについても調べます。病理検査の結果、HER2陽性の人は分子標的療法の対象になるので、少し難しいかもしれませんが、頑張ってこの章を読みましょう。ここでは必要最低限のことを述べますので、詳しいことは主治医に確認してください。

HER2陽性の乳がんは再発の危険性が高くなる

乳がんの約20～30％、つまり乳がんの3～5人に1人は、HER2と呼ばれるがん遺伝子が活性化している乳がん（**HER2陽性乳がん**またはHER2過剰産生乳がんという）です。

HER2遺伝子には、細胞が正常に成長するのを助ける働きがあります。そのため、HER2遺伝子が活性化しているHER2陽性乳がんでは、細胞の成長をうまくコントロールできなくなります。また、HER2陽性の乳がんは、特殊なタンパク（**HER2タンパク**またはHER2受容体）を過剰に作ります。

この過剰なHER2タンパク（HER2受容体）は、乳がん細胞の表面に表れて、がん細胞の増殖に必要な物質を取り込む性質があります。そのため、HER2陽性乳がんでは、がん細胞の増殖が常に促され、そうでない乳がんよりも、がん細胞が活発に増えて、がんがより速く成長する傾向があります。HER2陽性乳がんは、一般的に悪性度が高く、別の臓器に転移しやすく、再発する危険が高くなります。

▼**HER2陽性乳がん、またはHER2過剰産生乳がん**
HER2と呼ばれるがん遺伝子が活性化して、乳がんの組織内で特殊なタンパク（HER2タンパクまたはHER2受容体）が過剰に作られるタイプの乳がん。病理検査の結果では、＋＋＋もしくは3+と表されます。

▼**HER2タンパク（HER2受容体）**
HER2遺伝子が活性化しているタイプの乳がんで、過剰に作られる特殊なタンパクです。がん細胞の表面に表れて、がん細胞の増殖に必要な物質を取り込む性質があります。HER2受容体とも呼ばれます。

あなたは分子標的療法ハーセプチンという大発見に間に合った

あなたの乳がんがＨＥＲ２陽性だからといって、がっかりしないでください。現在、ＨＥＲ２陽性乳がんの治療に大変効果を上げている比較的新しい治療法があります。それは、商品名ハーセプチン（一般名トラスツズマブ）という分子標的薬を使う治療法（分子標的療法）です。

ハーセプチンの発見により、とくにＨＥＲ２陽性の**進行乳がん**や再発乳がんの人は、その治療効果が格段に上がりました。また、乳がんの手術後の補助療法としてもハーセプチンの高い効果が確認されています。ハーセプチンは、標準的な化学療法や放射線療法、ホルモン療法と組み合わせて使われ、乳がんの治療に明らかな効果を上げています。

転移性乳癌に対する効果は、ハーセプチンのみを使った場合16・9％、タキソール（パクリタキセル）という抗がん剤との併用で48・5％と高値であると報告されています。

▼進行乳がん
Ｐ１９４参照。

ハーセプチンはＨＥＲ２陽性乳がんに効果がある

ハーセプチンという薬は、がん細胞の表面に表れるＨＥＲ２タンパク（ＨＥＲ２受容体）と結びついて、がん細胞が増殖に必要な物質を取り込めないようにして、がん細胞の増殖を止めたり死滅させる働きがあります。その働きにより、乳がんの進行を抑えて、再発リスクを下げる効果を上げています。

ただし、すべての乳がんに効果があるわけではありません。HER2タンパク（HER2受容体）が陽性の乳がんにしか効きません。したがって、HER2陽性乳がんの人にのみ勧められる治療法です。

ハーセプチンは乳がん細胞の表面にあるHER2タンパク（HER2受容体）の多さにより、その効果の程度が変わります。HER2タンパク（HER2受容体）が少ししかない場合はほとんど効果がありません。

ハーセプチンは抗がん剤と併用して効果を上げている

ハーセプチンと抗がん剤は、それぞれ乳がん細胞に対して異なる面から協調的に作用します。細胞レベルでがんのDNAを攻撃しダメージを与える化学療法とともにハーセプチンが使われると、がん細胞は修復ができなくなるため、自発的に死滅していきます。それによって、がん細胞の成長を遅らせることができます。

ハーセプチンと抗がん剤（商品名タキソール、一般名パクリタキセルもしくは商品名タキソテール、一般名ドセタキセル）と組み合わせて使われることもよくあります。その他の抗がん剤とハーセプチンを併用する治療もよく行われ、高い効果が報告されています。

たとえば２００４年、米国腫瘍学会（ＡＳＣＯ）でのＭＤアンダーソンがんセンターの報告によると、ＨＥＲ２陽性の乳がん手術前の人を２つのグループに分けて、一方は一般名パクリタキセル（商品名タキソール）という抗がん剤と商品名アドリアシン、エンドキサン、５－ＦＵという抗がん剤の組み合わせの抗がん剤を連続して行い、もう一方は同じ抗がん剤にハーセプチンを併用した結果、ハーセプチンを併用したグループの約67％で、つまり３分の２の人で乳がんが完全消失したという劇的な効果があったとのことです。

また、大規模な国際的な臨床試験結果によると、乳がん手術後の化学療法や放射線療法のあと、１年間もしくは２年間ハーセプチンを併用すると、併用しなかったよりも、再発の危険性は36％低下、死亡する危険性は34％低下したことが明らかになっています。

07年７月、欧州癌治療学会議での報告によると、ハーセプチンを化学療法と併用して投与した人と、化学療法のみの人と比較したところ、ハーセプチンを併用した人の生存期間が延長し、再発リスクが52％減少したという非常に大きな効果が報告されています。

●治療終了してしばらくしてからのハーセプチン治療

乳がんの治療終了後にある程度の月日が経ってからハーセプチンの投与を受けた場合にも、乳がんの再発を抑える効果があるかどうかについては、臨床試験が進行中です。そのため、この臨床試験の結果が出るまでは、科学的根拠に基づいた答えは、残念ながらできません。

日本のハーセプチン治療

日本でもハーセプチンはHER2陽性の転移性乳がんや再発乳がんの人だけでなく、08年から手術後のHER2陽性乳がんの補助療法としても保険適用で使用できるようになりました。

手術前のHER2陽性乳がんの補助療法としても、ハーセプチンと抗がん剤を併用して、がんが縮小もしくは消失する効果があったとアメリカで報告されています。しかし、残念ながら日本では、手術前のHER2陽性乳がんに対して、ハーセプチンの使用はまだ認められていません。

HER2陽性かどうかを調べる検査

ハーセプチン治療が有効かどうかを医師が判断するために、ハーセプチン治療の前に、まずあなたの乳がんがHER2陽性かどうか確認することが必要です。そのために、外科医はあなたの乳がん組織の一部もしくは全部を採取する病理検査を行います。そして、あなたの乳がんの組織を病理専門医が顕微鏡で調べ、HER2タンパク（HER2受容体）が陽性かどうか調べます。

ＨＥＲ２タンパク（ＨＥＲ２受容体）の具体的な検査方法としては、まずがん細胞表面のＨＥＲ２タンパク（ＨＥＲ２受容体）の量を調べるハーセプテスト（免疫組織化学的検査）と、ＨＥＲ２タンパクを作り出すもとになる遺伝子の量を調べるＦＩＳＨ《フィッシュ》法の２つの方法が認可されています。

ハーセプテストの結果は、3+、2+、1+、０の４段階に分類され、数字が大きいほどＨＥＲ２タンパク（ＨＥＲ２受容体）が多いことを表します。ＨＥＲ２タンパクがほとんどない人（０）、あまりない人（＋もしくは1+）、かなりある人（2+もしくは＋＋）、たくさんある人（3+もしくは＋＋＋）に分類されます。そのうち、3+もしくは＋＋＋の人がＨＥＲ２陽性で、ハーセプチン治療の対象になります。2+の人にもハーセプチン治療が行われる可能性はあります。ハーセプテストの結果が2+の場合は、より正確なＦＩＳＨ法で再検査することが推奨されています。

ＦＩＳＨ法では、ハーセプテストの結果が2+のうち、約４人に１人はＦＩＳＨ法でＨＥＲ２陽性になり、ハーセプチン治療の対象になります。

ＨＥＲ２陽性かどうか結果がわかるまで、約１～２週間かかります。

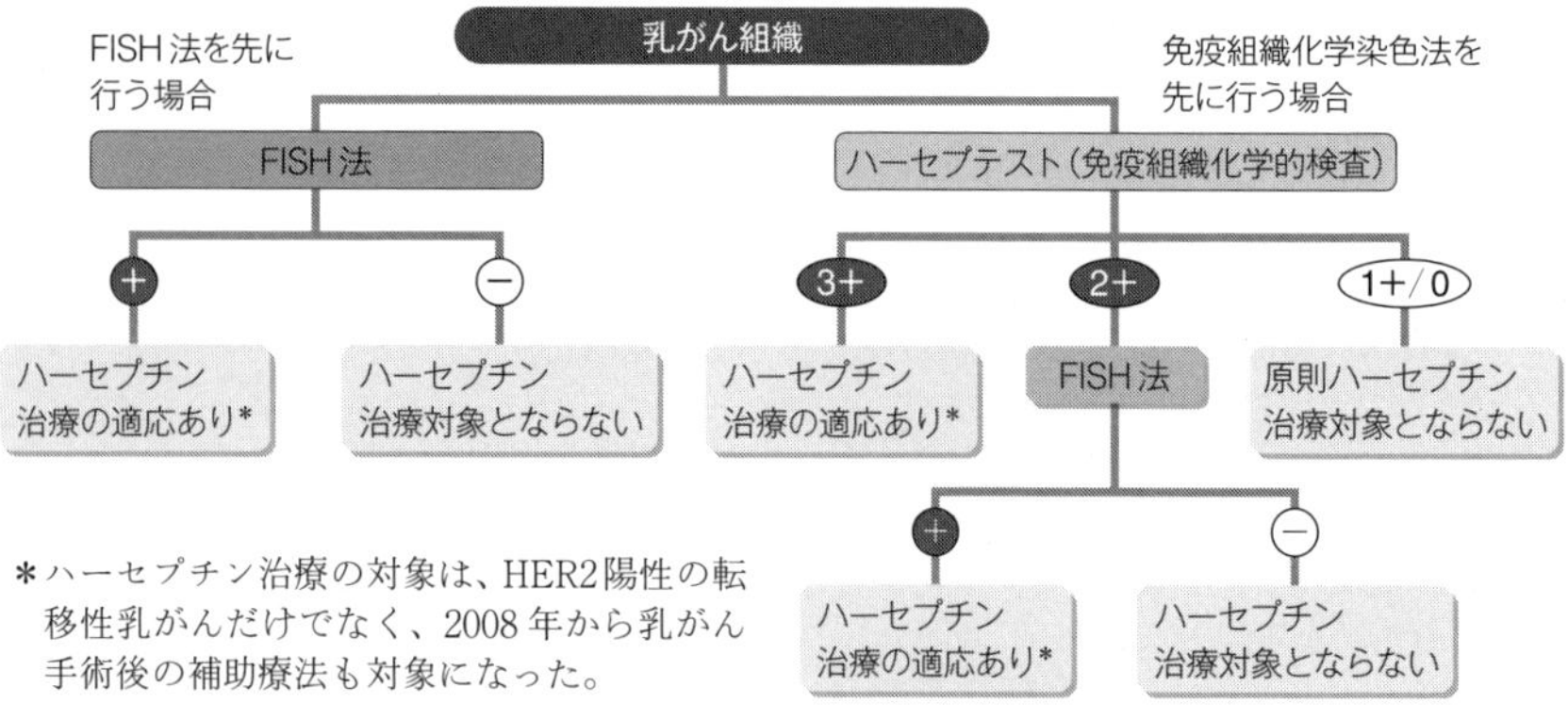

＊ハーセプチン治療の対象は、HER2陽性の転移性乳がんだけでなく、2008年から乳がん手術後の補助療法も対象になった。

（『がんサポート（2004年12月号）』（(株) エビデンス社）p32より転載）

ハーセプチン治療の対象になるかどうかは、まとめると下記の流れに基づいて決めることが推奨されています。

ハーセプチン治療の実際と治療期間

ハーセプチンの治療は、通常1週間に1回の間隔で、約90分以上かけて静脈に点滴するのが標準的な治療法です。

ハーセプチンによる治療は、約1年間もしくはその後も続けられることがあります。長く感じられるかもしれませんが、フルタイムで働くことを含めて、それまでの日常生活を維持することは可能です。

比較的新しい治療法のため、どのくらいの期間続けることが適切なのか、現在、臨床試験が進行中です。臨床試験の結果が出るまでは、科学的根拠のある答えは、残念ながらできません。

ハーセプチンの副作用は抗がん剤よりも少し軽い

ハーセプチンはがん細胞のみを狙って攻撃するので、正常な細胞にはダメージを与えません。一般的な抗がん剤は、がん細胞と正常な細胞を区別できないので、がん細胞だけでなく正常な細胞にもダメージを与えます。ですから、ハーセプチンは、一般的な抗がん剤よりも、副作用が軽いといわれています。

ハーセプチンの副作用

おもな副作用は、初回のハーセプチン治療時の悪寒と発熱です。いずれも3人に1人くらいに起こり、通常ハーセプチンの点滴中か点滴後24時間以内に多く起こります。また、頻度は多くありませんが、吐き気や頭痛、倦怠感などが起こることもあります。これらの症状は初回のハーセプチン治療時のみで、2回目以降はなくなることがほとんどです。

頻度は少ないですが、約5％の人にうっ血性心不全などの心臓の機能低下が起こります。そのため、ハーセプチン治療の前後で、心臓の機能を調べる特殊な血液検査や機能検査を定期的に受けるようにいわれるでしょう。明らかな心臓の機能低下が起きたら、主治医はハーセプチンの一時的もしくは永続的中止を考えるかもしれません。

また激しいアレルギー反応、静脈注入反応、肺炎（肺の炎症）などの肺の障害が起こることもあります。これらの激しいアレルギー反応、むくみ、呼吸障害や肺の炎症を含む肺の副作用が起きたら、主治医はハーセプチンの中止を検討するでしょう。

ハーセプチンでは、抗がん剤で起きるような脱毛は起こりません。

ハーセプチンとタキサン系の抗がん剤（商品名タキソール（一般名パクリタキ

セル）もしくはタキソテール（一般名ドセタキセル））を併用した場合は、白血球の減少、脱毛、吐き気、嘔吐、倦怠感などの**抗がん剤の副作用**が加わります。タキソールやタキソテールなどの抗がん剤は4～5回くらい投与した頃から、タキソールでは手足のしびれ、タキソテールではむくみが起こることがあります。どのような副作用が起きる可能性があるか、主治医に前もって説明してもらいましょう。

▼抗がん剤の副作用
P163～180参照。

ハーセプチン治療の費用

ハーセプチンの価格は60mgで約3万円、150mgで約7万円強で、保険が適用されて自己負担額は60mgで約9000円、150mgで約2万円以上と高額です。週1回治療を受けると、自己負担額は1カ月で約8万円以上になります。そのため、経済的な負担を軽くできるように、ソーシャルワーカーにも相談して、高額療養費などの制度を活用しましょう。

日本でハーセプチンの保険適用が認められているのは、HER2陽性乳がんの転移再発の治療、HER2陽性乳がんで手術後の場合です。

▼ハーセプチン治療の費用
〈http://www.chugai-pharm.co.jp/html/meeting/pdf/080303jFukuda.pdf#search=〉に、詳しい分析が掲載されています。

医師への質問リスト

ハーセプチン治療について、主治医には次のような点を確認しましょう。

- ハーセプチン治療のために、何か準備することはありますか。
- ハーセプチン治療は、化学療法とどのように違いますか。
- 治療はどのくらいの頻度で、どのくらいの期間かかりますか。
- ハーセプチン治療が効いているかは、どうかどうやってわかるのですか。
- どんな副作用が起こりますか。またどう対処すればいいですか。
- 治療期間中、すぐに受診する必要があるのは、どんな症状や問題が起きた場合ですか。
- どのくらいの頻度で心臓の検査を受けたほうがいいですか。

▼さらに情報が欲しい方へ

分子標的療法や治療の作用についてもっと学びたい人は、中外製薬のウェブサイト〈http://www.chugai-pharm.co.jp/html/meeting/pdf/050318.pdf〉や、英語のウェブサイトですが〈www.herceptin.com〉を参考にしてください。英語のウェブサイトのほうは主治医への質問リストをプリントできるようになっていて、あなたの病理結果や分子標的療法がどのような役割を担っているかを、よりよく理解するのに役立つでしょう。また、分子標的療法の情報については、〈www.breastcancer.org〉も参考にしてください。

第IV部

手術後、サバイバーとして乳がんとどうつきあうか

乳がんの治療に必要な費用や保険などお金の問題、アメリカでは一般的になりつつある遺伝子診断についての情報です。よくある質問リストや役に立つ情報を提供する社会資源もご活用ください。

第15章

ステージⅣの転移性乳がん

乳がんをあなたの一部として受け入れ、ともに生きること

場合によっては、がんが乳房を超えて鎖骨状のリンパ節、また肺や肝臓などの臓器や骨、乳房から離れた他の部分に拡がってしまうかもしれません（転移性乳がんといいます）。ステージⅣの乳がんと診断された女性は、リンパ節や血流を経由して、骨、肝臓、肺、脳など他の臓器に拡がっています。これは、画像検査や可能なら病理検査で確認できます。

転移していた場合、そうでない人に比べると、乳がんを克服するサバイバーへ

の道はより難しくなりますが、患者さんはこの病気と調和して生きるようにうまくやっていきましょう。

乳房以外のほかの臓器へも転移したとわかったら、乳がんを慢性疾患だと受け入れ、うまくつきあうことです。たとえば、糖尿病のコントロールが良くない人が知り合いにいたらよくわかるでしょうが、その人はたいてい毎日数回はインシュリンを自己注射して、糖尿病とつきあいながら生きています。そうしなかったら、糖尿病による合併症が進み、死んでしまうでしょう。

あなたがすべきことも、この病気がさらに拡がらないようにコントロールしながら、病気とうまく共存することです。

がんが拡がっていた場合には

転移が発見されたら、追加治療を受けることになるでしょう。現在では、腫瘍を縮小させ、進行を止めるように開発された新薬による治療が可能です。治療によって、あなたはそれまでよりもより良いクオリティ・オブ・ライフ（QOL＝生活の質の良さ）を得ることができます。

ホルモン受容体陽性なら、まずはホルモン療法を受けることが望ましいでしょう。ただ薬を飲むだけよりも、病気に対してもっと積極的になりたいと感じる患者さんにとっては、もの足りなく感じるかもしれませんが、ホルモン受容体陽性の人には、ホルモン療法が効果的です。あなたが受けたいと考えている治療もしくは主治医が勧める治療について、その根拠を主治医や治療チームと十分話し合いましょう。肝心なことは、転移性疾患と戦うことにおいて、より多くの治療を受けるだけが必ずしもよりよい治療とは限らないということです。

患者さん自身が、自分の体調をどう感じているかが、実際の症状を知るために良い判断材料なのです。以前ほど頻回に画像検査を受けないことに失望しないでください。がんはそんなに早く成長しません。サバイバーとして生きるために、あなたの身体をがんと調和させ、がんをコントロール下に置くことが必要なのです。

転移性乳がんと付き合っている患者さんのための特殊な臨床試験があります。病気が安定している患者さんのためには、治療の一部としてワクチンが開発され、将来この病気を予防することを目標とする臨床試験もあります。

▼リリー・ショックニーさんの新刊

この本の著者であるリリーさんは、転移性がんに関する本を新たに出版しました。『再発・転移性乳がんを生きるための100の質問』(彩流社)

第16章

お金の心配

わたしの保険はがんをカバーしている?

わたしが乳がんになったと知った父は、まずわたしに治療にかかるお金の提案してくれました。「たくさんの資金が必要だろう。財政面の心配をさせたくないんだ。がんについて思い悩むだけでも十分大変だよ」と、父はいいました。

父なりに私を助けようとしてくれたのです。父は乳がんについて進んで勉強し、それをわたしにも積極的に教えてくれました。わたしたちは財政的に安定していましたし、短期もしくは長期の障害保険がありました。職場でも、病気休暇がまだたくさん残っていました。

治療費について、病院の請求書を詳しく見るためには、わたしのほうでもきちんと情報を整理している必要があります。乳房パッド、乳房全摘術用ブラ、外来治療など、必要になるであろうことが保険でカバーされるかどうかを確認するために、わたしは加入している保険会社に電話で問い合わせました。

保険などの財政問題は一人で対処しないこと

乳がんと付き合っていくこと、それだけでも十分大変です。そのうえ、財政、健康保険、仕事からの時間的喪失など雇用の問題は、あなたのストレスと失望を増やすことになるでしょう。

治療費に関する問題は、保険や雇用に関する法的な事項など、問題やわからないことだらけです。保険に関する専門用語である「患者負担金」「免責金額」「保険カバー外の給付金」などは難しすぎて、がんの治療や回復への理解を妨げるかのようです。

ですから、決して1人で対処しようとしないことです。一人で理解し解決するには、あまりにも難しすぎます。

治療にかかる経費を前もって調べておく

お金は、家族が言い争う大きな原因となります。前もって治療にかかる経費を調べ、治療にかかるお金の問題について家族で話し合い、家族内の言い争いを回避したいものです。受ける治療や医療機関によって費用は異なりますが、治療方針が決まれば、およその費用は予測できるので、その医療機関のソーシャルワーカーか会計窓口に相談しましょう。受け身ではなく、自分自身のために積極的に尋ねることが必要です。

がんの治療にかかる平均自己負担金額

日本での乳がんの治療は、手術だけでなく化学療法や放射線治療などを平行して行うことが多いため、治療費が高額になりがちです。がん治療の平均自己負担額は約92万円という報告があります。最近では、手術以外の治療（化学療法や放射線療法、ホルモン療法など）は、入院しないで外来で治療を受けることも増えてきています。

平成18年度の社会医療診療行為別調査（厚生労働省）によると、乳がん治療の自己負担合計総額は、平均で20万４０００円、平均入院日数は17日と発表されています。

乳がん治療にかかる費用

それぞれの**治療費**を個別に見てみましょう。

●検査にかかる費用

マンモグラフィなどのレントゲン撮影や超音波検査の自己負担は3500円程度、CT、MRI、**骨シンチグラフィー**などは約1万円です。

●セカンドオピニオンにかかる費用

セカンドオピニオンは健康保険適用ではありません。病院にもよりますが、一般的に1回のセカンドオピニオンで約1～3万円程度の費用がかかります（2012年5月現在）。保険が適用されている追加の検査や診察を希望する場合は、あらためて受診することになります。

●外科手術にかかる費用

乳がんの外科手術（乳房の手術、腋窩リンパ節郭清など）には、健康保険が適用になります。10日間入院した場合、自己負担は約20～30万円程度ですが、手術の方法や入院期間により金額は異なります。

●乳房再建術にかかる費用

自分の体の組織を移植する乳房再建に限って、06年4月から健康保険が適用されるようになりましたので、自己負担額は10万円前後です。乳頭・乳輪の再建も

▼**治療費**
参考文献『乳がん　治療法＆QOL最新情報』（イカロス出版）。

▼**骨シンチグラフィー**
放射線に反応する物質を血管から注射して、骨へのがんの移転がないかどうかを確認する検査。

通常は健康保険が適用され、乳頭再建の自己負担額は3万円程度です。

ただし、乳房インプラント（人工乳房）については保険適用が認可されていないタイプもあり、100万円前後の自己負担がかかるものもあります。詳しくは第Ⅱ部9章の「乳房再建にかかる費用と保険」（P119）を参照してください。

●化学療法にかかる費用

受ける化学療法によって、抗がん剤の組み合わせが違うので、費用も異なってきます。

わたしの場合は、よく使われる抗がん剤の組み合わせでしたが、治療費は、薬剤代とそれに付随する費用だけで4回で約20万円、ただし健康保険が適用されるので自己負担額は4回で約6万円でした。

実際の化学療法には、抗がん剤の薬剤代以外に、入院費や入院中の検査代、制吐剤など副作用を改善するための薬剤代が必要になることもあり、実際にはさらに費用がかかります。詳しくは、第Ⅲ部11章の「化学療法の治療費」（P162）を参照してください。

●放射線療法にかかる費用

放射線治療には保険が適用されます。1回の照射あたりの自己負担額は約5000円です。通常は25~30回行われるため、総額約15万円になります。

▼ジェネリック医薬品
薬は発売されると特許に守られ、メーカーが製造・販売を独占するので高価になりがちです（先発医薬品）。それが20~25年ほど経って特許期間が切れるとジェネリック医薬品となり、他のメーカーも製造・販売ができるようになるので、価格は新薬のころの2~8割となります。しかも味、においの改善、保存性の向上などについて先発医薬品より改善されている場合もあります。ただし、化学療法や放射線療法などに古い薬が使われることはありません。これらのおもな治療にはジェネリック医薬品がなく、吐き気止めなどに限られています。詳細は日本ジェネリック医薬品学会〈http://www.generic.gr.jp/〉。

●ホルモン療法にかかる費用

閉経前によく使われるＬＨ－ＲＨアゴニスト製剤の注射代は、約１万６０００円前後。通常２年間の総額は約40万円。５年間のタモキシフェン20㎎の内服の場合、総額は約５～25万円。

●分子標的療法

健康保険適用が認められている再発乳がんのハーセプチンの場合、１カ月の自己負担は約８～10万円です。詳しくは、第Ⅲ部第14章の「ハーセプチン治療の費用」（Ｐ２１９）を参照してください。

医療保険が適用されない費用

人工乳房による乳房再建や遺伝子診断、先進医療の指定を受けた医療機関以外でのセンチネルリンパ生検などの高度先進医療、また**差額ベッド代**などには健康保険が適用されません。全額自己負担になります。

日本では現在、混合診療が禁止されている

混合診療といって、保険診療と保険外診療とを組み合わせることは、現在日本では原則禁止されています。そのため、日本では１つでも保険外診療の治療法が含まれると、すべての治療に保険が使えなくなり、保険が適用される治療まで全

▼ホルモン療法の費用
Ｐ２０３参照。

▼差額ベッド代
病院には大部屋といわれる６人一組の部屋、３～４人部屋、２人部屋、個室などがあります。大部屋は費用がかかりませんが、６人部屋より少ない人数の部屋に入院すると、その差額（差額ベッド代）は保険が適用されず自己負担になります。

額自己負担になります。現在、混合診療については裁判でその是非が争われています。海外では保険診療と保険外診療とを組み合わせる治療は一般的です。

お金や保険のことで困ったらソーシャルワーカーに相談

治療費や保険の問題について困ったり、雇用や財政的なことに関する法的なことを知りたければ、ソーシャルワーカーに相談しましょう。まず、自分が治療を受ける病院にソーシャルワーカーや何らかの相談窓口がないか探します。もし病院内になくても、住んでいる地域の**がん診療拠点病院**は地域住民の相談に乗ることになっているので、そこで治療を受けていなくても相談できます。確認しましょう。

仕事を休まないでできる化学療法のスケジュール計画を立てる

財政的な負担を楽にするために、化学療法や放射線療法など治療をあなたのスケジュールにそって計画しましょう。たとえば金曜の午後に化学療法を受ければ、仕事を半日休むだけですみます。

土日に化学療法や放射線療法などの治療が可能な施設ならば、お休みの土曜や日曜に治療を受ければ、月曜の朝には十分良くなって、いつものように仕事に戻れるでしょう。

▼**がん治療の費用に関するお役立ちサイト**
静岡県立静岡がんセンター
〈http://cancerqa.scchr.jp/pdf/2/3yorozu_QandA_A.pdf〉

▼**がん診療拠点病院**
P63参照。

▼**職場の人事規定（アメリカの場合）**
アメリカの場合、結婚している人は、夫に職場の人事規約について尋ねてもらいましょう。日本の労働省にあたる組織の法律である育児介護法休業法FMLA（Family and Medical Leave Act）の条項の1つは、夫もしくは家族の誰かが、家族の病気のために必要ならば、融通のきくフレキシブルなスケジュールで仕事をすることを認めています。

今日、日本でも患者さんの多くは、化学療法や放射線療法の大部分の期間働いています。放射線治療のために毎日午後早めに帰ることや、化学療法のために例えば第3週目の金曜日に休むなど、必要に合わせてフレキシブルなスケジュールで働くことについて、上司と話してみましょう。たとえば、まったく労働時間を失わないように早朝に労働時間をシフトできないか雇用者と話し合ってみましょう。

また、家庭の外で働いているならば、短期もしくは長期の障害に対する雇用保障について雇用者に確認しましょう。この保障はかなりあなたの収入を補ってくれるでしょう。

治療期間中の収支記録をつけよう

小さな支出も見逃さないようにしましょう。何を支払い、何をまだ支払っていないか、何が健康保険やその他の保険でカバーされたか（されなかったか）について、いつもわかるように表などにしておきましょう。中には税金控除になる支出もあるかもしれません。治療期間中の収支は誰が責任を持って記録するか、家族で話し合いましょう。

とくに病気休暇や休暇期間としてカバーされず、欠勤扱いになった日の記録をつけましょう。こうしたことをしっかり把握していれば、あなたの家庭の生活費をよりうまく管理することができます。

アメリカでは、雇用主によっては、有給を貯めたり別の雇用者に有給を寄付したりする機会を雇用者に提案しています。これを利用すれば、有給休暇を延長したり、有給休暇が足りない時に同僚に助けてもらうこともできます。

高額療養費制度を利用しよう

医療費がある一定の金額を超えた場合は、家計の負担を軽減できるように、一定の金額を超えた分の金額の払い戻しが受けられる高額療養費という制度があります。一世帯で同じ月の間に、同じ医療施設の同一診療科で、保険適用の自己負担額が一定の金額を超えることが条件です。外来と入院は別にして計算します。この一定の金額は、被保険者の収入により異なり、課税世帯は15万円、非課税世帯は3万5400円、中間の所得者は8万100円を超えた金額が払い戻しとなっています。

ただし、高額療養費の支給を過去1年間に同じ世帯で4回以上受けた場合、4回目からは次の限度額を超えた分を申請すればあとで支給されます。一般世帯が4万4400円、上位所得者世帯が8万3400円、住民税非課税世帯が2万4600円。

高額療養費制度は、通常保険証の発行機関（国民健康保険であれば市役所など、政府管掌であれば社会保険事務所など）に自己申請する必要があります。しかし、保険証の発行機関から事前に限度額適用認定証の交付を受けていれば、高額療養費の申請をしなくても、支払額が自動的に自己負担限度額までになります（07年4月より）。詳細については、保険証の発行機関に確認しましょう。

70歳以上の方の高額医療費は次のページの表のとおりです。

70歳以上の人や70歳の人だけの世帯は、まずは個人単位で外来の自己負担額を適用し、そのあとで世帯単位で合算して適用します。

高額医療費制度についての詳しい情報は、社会保険庁のホームページ〈http://www.sia.go.jp/seido/iryo/kyufu/kyufu06.htm〉をご参照ください。

税金の医療費控除を活用しよう

医療費控除を申請することにより、負担する税金を減らせます。

医療費の自己負担額が、年間で10万円もしくは合計所得金額の5％のどちらか少ないほうを超えていることが条件です。これを超えた分の金額だけ所得から差し引けます。ただし、1年間の医療費控除が２００万円を超えた場合は２００万円しか控除できません。

日頃から治療費、薬代、通院交通費などは整理して、領収書やレシートは大切に保管しましょう。通院にかかった交通費も医療費控除に含まれますので忘れな

自己負担額の限度額

所得の区分	自己負担限度額
一般世帯（下記以外）	8万100円（実際にかかった医療費が26万7000円を超えた場合は、超えた分の１％追加）
上位所得者世帯（標準報酬月額53万円以上）	15万円（実際にかかった医療費が50万円を超えた場合は、超えた分の１％追加）
住民税非課税世帯	上限額は定額3万5400円

いようにしましょう。

医療費控除についての詳細は、国税庁のホームページ〈http://www.nta.go.jp/taxanswer/shotoku/shoto304.htm〉を参照ください。

傷病手当金

病気休業中の被保険者とその家族の生活保障のために、傷病手当金制度が設けられています。病気のために会社を休み、十分な給与が受けられない場合には、給与の3分の2相当が、1年6カ月まで支給されます。会社を休んだ日が連続して3日間あったうえで、4日目以降、休んだ日に対して支給されます。なお、任意継続被保険者の方には、傷病手当金は支給されません。

傷病手当金の給付について詳しくは、社会保険庁のホームページ〈http://www.sia.go.jp/seido/iryo/kyufu/kyufu07.htm〉を参照ください。

アメリカの州や民間の財政支援サービス

アメリカの場合、健康保険がないからといって、すべてを失うわけではありません。助けを必要としていて、所定の基準に合えば、州によっては居住者に対して乳がん治療費用を援助する特別な補助金を出しています。あなたが受けられる補助金などの援助がないかどうかソーシャルワーカーに相談しましょう。

70歳以上75歳未満の人（後期高齢者医療制度〈長寿医療制度〉対象者以外）の自己負担限度額

所得の区分	外来（個人単位）	入院＋外来（世帯単位）
一般課税所得が145万円以上の人	4万4400円	8万 100円
世帯全員が住民税非課税（低所得者）の人	8000円	2万4600円
年金収入が年80万円以下の人	8000円	1万5000円
上記以外の人	1万2000円	4万4400円

乳がん患者に対して、治療のための交通機関の援助、あなたと家族への食事の用意、ベビーシッターサービスなどのサポートを行っている州や民間組織もあります。

これらの州や民間の財政支援サービスはあまり知られていませんが、自分に合う財政的支援サービスが見つかる可能性は十分あります。あなたの地域ではどんな援助が受けられるのか、ソーシャルワーカーや看護師に尋ねましょう。

がん保険について

がん保険に加入されている方は、がん保険が利用できるかどうかも気になるところでしょう。まずがん保険は加入してから90日（3カ月）経過しないと受けられません。保険によっては、ごく初期の乳がん（**上皮内新生物**）は保証されないものもありますので注意しましょう。

最近のがん保険では、上皮内新生物まで保証されるものも増えてきました。

通常の保険の入院給付金は入院5日目から支給されますが、がん保険の入院給付金は入院1日目から支払われ、その日数に制限はありません。診断一時金と保険のコストが連動していることが多い点にも注意しましょう。

最近では、「セカンドオピニオンサービス」「病院紹介サービス」、さらにはがんに専門の知識のあるカウンセラーによって電話は面談によるサポートを受けら

▼上皮内新生物
医学用語というよりは保険用語で、がん細胞が内側にとどまっている上皮の初期段階の状態を指します。転移の可能性はなく、その部分を切除すれば再発の心配もありません。いずれにせよ、その段階ではお金がほとんどかかりませんので、資金面についてもそれほど心配することはないでしょう。

れるがん保険もあります。がん保険について詳しく知りたい方は、ファイナンシャルプランナーの竹下さくらさんのウェブサイト〈http://www.yomiuri.co.jp/atmoney/fp/fp070927.htm〉などを参考にしてください。

第17章

前向きでより健康的な生活を送る

栄養について、賢く食べる

健康的な食生活を送れば、乳がんの進行を避けられるでしょうか？　たしかに、食事はある程度は関係があります。詰め込みを奨励する高脂肪ダイエットは、体重増加が結果として体脂肪内に多くのエストロゲンを蓄えることになるため、乳がんの進行のリスクを増やす可能性があることが知られています。

緑黄色野菜は、心臓と同時に乳房の健康にも良い影響があるので多く摂りましょう。心臓によいメニューは、乳がんにとっても良いのです。だからといって、今後、チョコレートナッツサンデー絶対にダメというわけではありません。賢く食べましょう。高脂肪・高カロリーの食品は、特別なときのご褒美だけにして、日常は控えればいいのです。

太りすぎなら、体重を減らす

太りすぎの人は、少しずつ体重を減らすよう心がけます。同じような仲間が集まるグループに参加するのもいいでしょう。ただし、やせ薬は避けてください。食生活を変え、新しい生活スタイルを取り入れれば、体重を減らし、それが維持できるようになります。気まぐれのダイエットでなく、総合的なプログラムが必要です。

同じ目標に向かって誰かと組んだほうが、一人で取り組むより効果的に体重を減らせるという女性は多いようです。

適度な運動を心がける

栄養について配慮するのと同様に、適度に体を動かすことは乳がんの進行のリスクを減らすのに役立ちます。飽くまでも、あなたの体脂肪を適正なレベルに保つのが目的であり、やりすぎはいけません。マラソンランナーや、ジムで400ポンド（約180kg）のバーベルを持ち上げることを目指す必要はありません。

あなたが気分よくやり遂げられ、楽しく続けられたらいいのです。

パワーウォーキングはお勧めです。週3回1時間のウォーキングをすれば、いい運動になるでしょう。週3回ジムに行っても良いですね。あなたを応援してくれる仲間がいれば、いっそう心強く楽しいでしょう。

小さなことを頑張る必要はまったくない

ストレスは乳がんが進行する原因となるでしょうか？　正確なことは誰にもわかりませんが、がん細胞と戦うには良い状態の免疫システムが必要であるため、感情的な混乱は免疫システムに良くない影響を及ぼすことになります。だからといって、これからはチョコレートボンボンを食べながらゆっくりビーチに座っていられるなんて思わないでください。

家族への責任や仕事の義務を含めて、一度乱れてしまった人生をやり直すつもりのあなたは、どうすればストレスの多い状況に対応できるでしょうか。あなたは乳がんを体験したことにより、小さなことをあまりがんばりすぎなくていいのだということを学んだはずです。

自分のために時間を作ろう

治療が終わったあとは、自分のための時間を作ることが大事です。よく考えてください。義理の母親がやってきたとき、まだ床掃除をしていないことは本当に重大ですか？　お義母さんがドアベルを鳴らしたら、掃除機をつかみ、居間の床の真ん中に置いてください。そうすれば、掃除を始めようとしていたように見えるでしょう。何度もいいますが、小さなことに汗水たらしてがんばらないでください。あなたは大きなことに取り組んできているのです。深く息をする呼吸法を習うこと、ヨガを習うこと、いろいろなリラクゼーション法を行うことは、予想しないような事が起こったときにも助けになるでしょう。

知識を持ち続ける状態でいること

これからも、乳がんや治療に関してアンテナを張り続けましょう。治療が終わったから乳がんについての勉強も終わりだと考えないでください。その後の最新の発見について勉強することは、あなたにとってとても大事なことなのです。あなた自身にとっても、家族にとっても、知識と情報はこれからも力になるのです。スーパーのレジ横にある雑誌ではなく、乳がんに特化した信用できる情報源を探しましょう。

乳がん治療の完了を祝おう

治療を終えて、新しい自分のブラを着ける女性たちを応援するのは、私、リリー・ショックニーにとって大きな喜びです。わたしは自分の後に続くサバイバーたちを助けるといってきましたが、正直にいうと、その新しいサバイバーたちに、わたしのほうが助けられてきました。乳がんと診断されてから精神的に回復するには、生涯かかるのです。そういう人を助けることは、わたし自身が癒される、大変大事なことです。乳房温存療法、乳房全摘出術、アジュバント療法、その後の**深《しん》下《か》腹《ふく》壁《へき》動《どう》脈《みゃく》穿《せん》通《つう》枝《し》皮《ひ》弁《べん》**（DIEP皮弁）乳房再建術を受けて、わたしは真の道を歩き、本当のことを話すことができるようになりました。

治療後症候群は誰にでにも起こる

わたしたちは治療が完了する日を想像して、まさにその日を楽しみにしているのですが、本当にその日が来ても、まだ不確実に感じる人もいます。それは、これまでの治療で、医師や看護師から、検査の結果が「大丈夫」だといってもらえることに居心地の良さを見いだしたからではないでしょうか。治療が終われば、その居心地のいい状態も終わりです。わたしたちを感情の嵐に放り込んだ、あの闘病をあなたは通り抜けた、それがいまの現実です。

しかしこのような不安定な感情や恐れを抱くことは、不思議なことではありません。これは「治療後症候群」と呼ばれます。治療を受けている間は、がんのある部分を取ったり化学物質で治療したり放射線を受けたりしていた、そのよう

▼深下腹壁動脈穿通枝皮弁
P131〜132参照。

な目に見える方法で、病気に対して行動していました。どの治療も決して楽しくはないのですが、そのときは生きるために病気と闘っているという実感がありました。でもいま、医師はこういっています。

「もう、あなたの人生に戻りなさい。次は検査のため2、3カ月後にあなたを診ましょう」

あなたは、自信を持ってこう叫べばいいのです。

「がんから解放された！」

再発の恐怖、治療後の副作用とうまく付き合おう

おっと！　もしがんが再発したらどうなるでしょう？　どうやって見つけるのでしょうか？　手遅れにならないうちに見つかるでしょうか？　乳がんの経験が自分を変えてしまったことに気付くとき、どうやって自分の人生を再び立ち直すことができるでしょう？

再発の恐怖、治療のあとに残る副作用と付き合うこと、「新しい正常な」自分自身を見つけることが必要と思うことが、治療後症候群を引き起こします。しかし、肝に銘じてください。それに立ち向かい、勝利を収めるために、わたしたちにできることがあります。

わたしの体験から

まだ治療は続いている

化学療法・放射線療法が終わり、脱毛から回復して、ウィッグも取れる頃になると、外見上は健康な人と変わりなく見えます。周囲の人は治療がすべて終わったように感じるのか、以前のように特別に患者扱いされなくなります。実際には月1回のホルモン療法が続き、更年期障害のような副作用や再発の不安から完全に解放されたわけではありません。一見健康な人と変わりなく見えても、そうではないということを周囲の人に理解してもらうのは、とても難しいことです。自ら進んでこの精神的な不安定感について説明しても、周囲の人には理解が難しいかもしれません。

一見健康な人と変わりなく見えても、まだ治療が続いているがんサバイバーにも、周囲の人の精神的なサポートは必要なのです。

健康的な生活を送る

治療が終わったばかりの人は、健康的な日常生活を送り、自分の健康に責任を持ちましょう。「乳がん後の生活」を始める良い方法は、正しく食べて、活動的であり、適度に眠り、ストレスを減らし、喫煙環境を避け、上質な時間を獲得するように注意することです。

治療後も残る副作用はある

治療が終わってから1ヵ月間、鋭かったり鈍かったりする痛みがあったとしても、パニックにならないように、長引くかもしれない副作用にはどんなようなものがあるかを主治医に聞きましょう。化学療法による関節痛のような副作用は、しばらく残ることがよくあります。

治療後に問題となる症状は

主治医に報告すべきことは、どんな徴候や症状でしょう。たとえば、乳房内の新たなしこりが見つかったり、長く鈍い痛みがが3週間たってもよくならない場合などは報告したほうがいいでしょう。

治療後に新しい人生の目標を立てる

新しい目標を立てましょう。いまは沈思黙考のときです。あなたの人生において何がもっとも大事なのか、よく考え直すときなのです。とても無理だと思っていたような目標や「いつの日か」やろうと思っていた目標をやり遂げるために、キャリアを変更する人もいるでしょう。あなたが成し遂げたいのはどんな目標なのか決めましょう。リストを作成するのもいい手です。紙に書き出すことは、それをより現実のこととして受け止め、達成するために計画を立てるのに役立ちます。

サバイバーウォークに参加しよう

乳がんを啓発するほとんどの催しは、研究費用をもたらします。次世代のために大きな発見をもたらす可能性のある研究にあなたが役立っていることは、励みになることとです。ですから、サバイバーウォークに参加して、誇りを持って歩きましょう。また、乳がんを克服するためにがんばっている人も、すでに克服した人も、サバイバーウォークに参加して、みんなでお互いをたたえ合うことはたいへん自信につながるでしょう。

サバイバーボランティアになり、ほかの人を助ける

ボランティアに参加するという選択肢もあります。あなたの後に乳がんと診断された人たちを助けることは、乳がんの体験から前向きに生きる最善の方法ともいえるでしょう。誰かを助けることが、あなた自身をも精神的に助けるのです。なぜなら、乳がんからの肉体的な回復は一定の時間がかかるでしょうし、精神的な回復には一生かかるかもしれません。乳がん治療を受けることは、人生を変えるほどの経験なのです。

あなたが診断され治療を受けた病院や乳がん患者さんを助ける団体などで、乳がんのサバイバーボランティアになり、次世代に利益をもたらすように病院を助けましょう。他人に与えることにより、あなたは個人的に大きなものを得られるはずです。

マンモグラフィー、乳房の自己健診、病院での乳房検査を勧め、意識を高めることにより、他の女性のいのちや乳房を救うことができるのです。もし40歳以上の女性全員が毎年マンモグラフィーを受けたら、乳がんによる死亡数は3分の1に減らせるといいます。つまり日本だけでも1万人以上のいのちを救うことになります。

シートベルト着用を訴える啓蒙ビデオで、車の事故によって衝突した人形を見せることがありますが、早期の乳がん予防の重要性や乳房の健康維持について教えるため、わたし（リリー・ショックニー）は自分の乳房がテレビの前の大衆に向かって話すよう、腹話術を習おうかなんて考えています。

第18章

遺伝子診断と遺伝カウンセリング

すべてのがんは遺伝子変異により起こる

元の細胞とは異なる性質の細胞ができることを遺伝子変異といいます。遺伝子変異の原因には親から受け継ぐ生まれつき（先天的）なものと、生きる過程で後天的に起こるものがあります。

生まれつきの（先天的）遺伝子変異は、生殖細胞の中の変化であるため、親から子どもへ、次の世代へと受け継がれていきます。

後天的な遺伝子変異はしばしば起こりますが、すべての細胞は変異に気づいて修復する能力がありますので、がんにはなりません。しかし、何らかの原因でその細胞の修復能力が低下すると、細胞の複製が正しくできなくなり、元の細胞とは異なった複製が繰り返し作られていきます。すべてのがんは、この遺伝子変異により起こります。

遺伝子変異があるかどうかを調べる遺伝子検査によって、あなたに遺伝性乳がんの危険性があるかどうかを知ることができます。遺伝子検査は、血液や組織の細胞からＤＮＡを採取して、乳がんに関係する遺伝子に変異がないか調べます。

がん患者が家族にいないことは、がんにならない保証ではない

「これまで家族にがんになった人が一人もいないから、自分もがんにならない」という認識は間違いです。生まれつき受け継いだ遺伝子自体には問題がなくても、その後何らかの原因で遺伝子が変異したり、細胞の修復能力が低下したりすると、それが元でがんになる可能性は十分にあります。

遺伝性乳がんと遺伝子検査

乳がんの12～15％は、いずれかの親等に乳がんの家族歴があります。

先天的な遺伝子変異のある遺伝性乳がんは、一般の乳がんに比べて、発症年齢が若く、両側の乳房にできる頻度が高く、また卵巣がんにかかりやすい傾向があ

ります。次にあてはまる場合は、遺伝性乳がんが疑われ、医師に遺伝子検査を勧められるかもしれません。

- 第一親等に複数の乳がん経験者がいる場合。
- 若年（40歳未満）で診断された場合。
- 両方の乳房に乳がんがある場合。
- 家族内の男性も乳がんと診断された場合。
- 家族内に乳がんと卵巣がんの両方になった人がいる場合。

また最近では、乳がんになる前にその危険性が高いかどうか**遺伝子診断**を行う「発症前遺伝子診断」が研究段階にあります。

BRCA1・BRCA2は乳がんの危険性を高める

BRCA1とBRCA2という2つの遺伝子は、遺伝性乳がんに関係することがよく知られています。このうちの1つでも遺伝子変異があれば、乳がんになる危険性は平均以上に高くなります。またBRCA1遺伝子の変異がある女性は、卵巣がんにもかかりやすいのです。

乳がんの原因となる遺伝子がすべて解明されているわけではありません。ですから、現在の遺伝子検査が陰性であるからといって、必ずしも乳がんになる遺伝子を持っていないとは言えないのです。

▼**遺伝子診断**
遺伝子検査や家計の病歴など遺伝専門医が総合的に診て、その人が遺伝的なリスクを総合的に判断すること。

▼**BRCA1とBRCA2**
乳がん遺伝子を血液から採取して、BRCA1とBRCA2遺伝子の変異があるかどうか調べる検査は、アメリカで10年ほど前から一般に行われ、これまでにのべ約100万人が受けています。この検査が日本人にも有効かどうかを調べるため、国立がんセンターほか4病院（癌研有明病院、聖路加国際病院、慶應義塾大学病院、栃木県立がんセンター）が2003年から臨床研究を実施した結果、日本人にもこの検査は有効と判断されました。

BRCA1もしくはBRCA2の遺伝子変異があった場合

ＢＲＣＡ1やＢＲＣＡ2に変異があっても、必ずしも乳がんになるとは限りません。ですから、遺伝子診断の結果を受けて、あなたがどうするか決めるのは難しいことです。

アメリカでは、乳がん遺伝子の変異が陽性で、将来乳がん再発の危険性が高いと診断された患者さんの中には、がんのある側の乳房だけでなく、積極的に両側の乳房を取り除く**予防的乳房切除術**を受ける人もいます。予防的乳房切除術は、乳がんになる危険性を90％以上減らす効果があるとされています。しかし、それでも乳腺を取り残す可能性があるので１００％ではありません。

また、乳がんのある側の乳房温存術を受けて、もう片方の乳房は予防的乳房切除術は受けないでできるだけ長く維持したいと考える人もいます。

ＢＲＣＡ1もしくはＢＲＣＡ2の遺伝子変異があると、女性ホルモンの強い影響を受けて乳がんが成長します。そのため、女性ホルモンと拮抗する働きのあるタモキシフェンという薬を内服することによって、がんのある逆側の乳がんを予防する効果があります。予防的にタモキシフェンを2〜4年間内服した人は、逆側の乳がんの危険性が75％減少したとの報告があります。

▼予防的乳房切除術
将来乳がんに罹患するリスクが高い場合に、リスクを減らす目的で、健康な乳房を切除する乳房全摘術。
乳房組織は胸壁や腋窩（わきの下）にも広く広がっており、乳房全摘術によりすべての乳腺組織を取り除くことはどんな外科医にも不可能です。そのため、乳房切除術を受けたにもかかわらず胸壁がんを発症する可能性が少ないながらもあり、１００％予防的ではないことから、最近では「リスク低減手術」と表記するほうがより適切だという考え方が主流になってきています。

遺伝子検査、遺伝カウンセリングを受ける心構え

遺伝子検査自体は血液を採るだけの簡単な検査ですが、遺伝子検査のメリット・デメリットは、人によって違ってきます。結果によっては乳がんにかかりやすい不安や憂鬱が続き、不眠などの精神的な苦痛を伴うことがあります。また遺伝子検査の結果は、血縁内の情報を明らかにします。予期しない血縁内の秘密が明らかになり、誰にどの程度影響するか、人間関係についても考える必要があります。

まずは、遺伝子検査を何のために受けるのか考える必要があります。中には遺伝性乳がんの危険性を知りたくない人もいるでしょう。

遺伝性乳がんかどうか、遺伝子検査や遺伝カウンセリングを受けるかどうかは重い決断です。よく考えて受ける必要があります。安易に遺伝子検査を受けると、自分が将来乳がんになるかもしれないとおびえ続けることにもなりかねません。

遺伝子検査の結果によっては、罪の意識を感じる人もいます。あなたには乳がんの発症に関与する遺伝子があるのに、姉妹はそうでない場合、姉妹はその遺伝子がないことを感謝する一方で、彼女の愛する人にはその遺伝子があることに罪の意識を感じるかもしれません。また、乳がんの発症に関与する遺伝子は、あなたの子孫にも引き継がれる可能性があます。

ですから、遺伝カウンセリングは大変重要です。遺伝学に専門の知識がある遺伝カウンセラーは、遺伝子検査のメリット・デメリットなどあなたの理解を助け、また遺伝子検査に対する心の準備ができるように精神面も含めたサポートをしてくれます。

遺伝子相談に経験豊富な施設を選ぶ

もし、あなたや家族が遺伝カウンセリングや遺伝子診断を受けたいなら、経験豊富な施設を選ぶべきです。どのくらいの期間、遺伝カウンセリングや遺伝子診断を行っているか、またその間何人の患者さんが遺伝カウンセリングや遺伝子診断を受けたかについて尋ねましょう。

また、遺伝カウンセリングや遺伝子診断にあたる専門家は、知識ばかりでなく、優れたコミュニケーション技術も持ち合わせていることが求められます。

遺伝子検査を受けたい場合

日本の場合、遺伝子検査を受けたい人は、まず遺伝カウンセリングが可能な医療機関を受診します。そして、遺伝専門医や遺伝カウンセラーなどによる遺伝カウンセリングを受けて、遺伝性乳がんの疑いが高いと医師が判断してあなたが希望すれば、遺伝子検査を受けることができます。

また、株式会社**ファルコバイオシステムズ**は、乳がんの発症に関与する遺伝子BRCA1、BRCA2の検査特許をもつアメリカ企業ミリアド・ジェネティック・ラボラトリーズ社と提携し、国内の遺伝カウンセリングの可能な医療機関に検査サービスの提供をしています。

遺伝子検査と保険

遺伝子検査の結果が出たら、それを保険会社に知らせるかどうかを決める必要があります。遺伝子変異があった場合、保険の契約前からの疾患と判断されて、保険の適応外とされる可能性もあります。また、あなたの遺伝子検査の結果、乳がんにかかりやすい遺伝子があることが、雇用者に知られる危険があるかもしれません。

これらのことは、あなたの心配の種になり得ます。ですから遺伝子検査は簡単ではありません。

それでも、遺伝性乳がんの危険性を正しく知ることができれば、今後の治療計画を立てるのに、大変価値がある情報になるでしょう。

▼全国の遺伝カウンセリング施設

京都大学医学部付属病院、遺伝子診療部が運営するウェブサイト「いでんネット」などを参考にしてください。〈http://www.kuhp.kyoto-u.ac.jp/iden-net/DB/index.html〉

▼ファルコバイオシステムズ

ファルコバイオシステムズの日本国内の問い合わせは、家族性乳がん・卵巣がんの情報サイト〈http://www.familial-brca.jp/index.html〉

株式会社ファルコバイオシステムズ　バイオ事業本部遺伝子事業部

〒604-0911　京都市中京区河原町通二条上る清水町346

電話075-257-8541（受付時間9：00～17：30、但し、土・日曜日、祝祭日、年末年始は休み）

遺伝子検査の結果による差別は禁止されている

世界保健機関（WHO）、オランダ、フランスや**アメリカ**では、遺伝子検査の結果により、雇用主が雇用するかどうかを判断したり、保険会社が補償内容を決めることなどを禁止しています。また、生命保険の加入時に、遺伝子検査を強制するべきではないとしています。国の法律として罰則規定も設けて、法的な拘束力があります。日本では、遺伝子検査の結果を悪用しないための議論が行われているところです。

▼アメリカでのポリシー
アメリカでは、"Do not ask, do not tell."（遺伝子検査の結果を雇用主が従業員に）聞いてはいけない、言ってはいけない）をポリシーにしています。

第19章 乳がん治療の将来

10月は乳がん月間

いまでは、多くの女性誌が乳がんの記事を載せるようになりました。アメリカでは、毎年10月に、たくさんの家族や友人と一緒に、乳がんウォークや乳がん競馬、乳がんの啓蒙のためのピンクリボン活動を認知させるための昼食会や教育セミナーなど、乳がんをターゲットにしたさまざまな企画が催されます。目標はひとつ——世界に広く乳がんの認識を高めること、早期予防を促進すること、よりよい治療や治療の研究費を集めることです。

乳がんを専門に研究している施設もある

「わたしたちは絶対に回復したい」「わたしたちの娘が回復するように、治療を探すのを手伝って」といった車に貼り付ける**ステッカー**があります。回復することは、そうそうあるのでしょうか？　わたしは自信を持って「はい」といいます。わたしが子孫のために、そう強く望むからというだけでなく、わたしはその兆しがあると信じているからです。乳がんになって死ぬかもしれないと思い落ち込んだとき、わたしはよくジョンズ・ホプキンス乳癌研究所を訪れました。新しい治療が研究されている現場を訪れることにより、自分と未来の患者さんのために希望があると感じることができたからです。

▼ステッカー
日本でもピンクリボン、日本対がん協会等の団体がステッカーを出しています。

乳がん研究の最近の進歩

わたし自身が最初に乳がんと診断された1992年の以降だけでも、大変な進歩が起こりました。

- センチネルリンパ生検はリンパ節隔清に取って代わり、劇的にリンパ浮腫のリスクを減らしています。
- 乳房再建術の腹直筋皮弁法は、深下腹壁動脈穿通枝皮弁法に進化し、今日では腹部の筋肉を取らないですむようになりました。

- 分子標的療法が開発され、進行乳がんでコントロールが難しい患者さんの生存率が上がりました。
- 乳がんにかかりやすくする2つの乳がん遺伝子BRCA1、BRCA2に対して、遺伝子検査ができるようになりました。
- 以前にも増して多くの臨床試験が開発・完了しており、新たな化学療法の薬剤の効果やどの組み合わせがより有用かがわかってきています。
- 新しい放射線療法の技術が開発され、治療期間が短縮されました。

これは10年ばかりの間に起こった大発見のほんの一部です。

臨床試験段階の治療

これ以外にも、現在臨床試験段階の治療法には、次のようなものがあります。

- 新たな化学療法の組み合わせ。
- 早期ステージの乳がんに対する術前化学療法（ネオアジュバント療法）。
- 1カ所の肝臓転移のある乳がんのレーザー**アブレーション**。
- 乳がんを元から破壊するために乳管に直接投与する化学療法。
- 新しいホルモン療法と**がんワクチン療法**。

なぜ、どのように乳がんが拡がるのかについて、以前より多くのことがわかっていますし、乳がんにかかる人を増やさないよう、理想をいえば乳がんで亡くな

▼**アブレーション**
組織にやけどをほとんど起こさない特殊な医療用のレーザーの照射によって、瞬間的に照射した部分の温度を上げて、熱分解させ取り除く治療法。

▼**がんワクチン療法**
がん細胞が持つ特異的な目印のみを狙うリンパ球などの免疫反応を高めて、攻撃する新しい治療法。アメリカで開発が進んでおり、日本でも臨床試験を実施中。

る人をなくすためにはどうしたらいいかについて、研究が進められています。乳がん細胞を成長させる原因を追求したり、乳房組織を乳がんに突然変異させないような技術も研究中です。

将来的には撲滅される

今日、医学書の「撲滅された病気」の章にポリオが載っているように、乳がんもそこに載ることを、わたしたちはきっと見る機会があるでしょう。そのときまで、わたしたちは、自分が「乳がんサバイバー」だと宣言するピンクの帽子とTシャツを誇らしげに着て、将来のがん撲滅に向けてイベントに参加したいものです。

第20章

乳がんについてのよくある質問（FAQ）

多くの患者さんが疑問に思うかもしれないよくある質問をあげてみます。

Q＝針生検やステレオガイド下マンモトーム生検を受けることは、針が引き抜かれるときに、乳房の他の部分に、乳がん細胞が拡がることがありますか？

A＝いいえ。そう考えられていた時期もありましたが、現在では拡がらないことがわかっています。

Q＝外科医が採取したすべての組織にがん細胞がないことを調べるために、なぜ採取した乳房組織の凍結した組織スライスを使わないのですか？

A＝数十年前は凍結した組織スライスで行われていましたが、20年前から行われていません。乳房組織は脂肪細胞でできていて、脂肪は凍らず、十分スライスできないために、乳房組織においてその方法では病理検査のエラーにつながると結論付けられました。病理検査を正確に行うには、標本を適切に処理することが必要です。

Q＝ホルモン補充療法（HRT）を受けることは乳がんを引き起こしますか？

A＝長い期間、更年期障害などの治療で女性ホルモンを補充するホルモン補充療法（HRT）を受けると、乳がんになるリスクが高くなると考えられていますが、必ずしもその原因となるわけではありません。しかし、多くの乳がんは女性ホルモン（エストロゲン）により成長を促されるタイプなので、もしそのタイプの乳がんの可能性があるとすると、最大で10年発病が早くなるかもしれません。

Q＝抗がん剤の副作用で一度脱毛したあと、産毛が生え始めましたが、まだ化学療法を受けています。これは抗がん剤がもう効かないことを意味していますか？

A＝いいえ。予想以上に早く髪が再生しやすい体質なのです。もしすでにある化学療法の薬が終わり、次の薬を使用中ならば、2番目の治療計画でまた脱毛を起こすか主治医に尋ねましょう。すべての化学療法の薬が脱毛を引き起こすわけではありません。

Q＝乳頭分泌物は乳がんがあることを意味しますか？

A＝乳頭から分泌物が出るというのは、一般的によくあることです。その原因はホルモンの異常であることがしばしばです。深刻なものではないと確認するためには、当然診察を受けるべきです。

Q＝非浸潤性小葉癌（LCIS）は乳がんの形態の一つなのですか？

A＝非浸潤性小葉癌は、癌という言葉が付いているので誤解されやすいですが、乳がんではありません。これは、将来乳がんになる可能性が高いことを示しています。これはステージ0の乳がんである非浸潤性乳管癌（DCIS）とはまったく違います。

Q＝20年前に乳がんになり、乳房切除術を受けました。いまからでは乳房再建は遅すぎますか？

A＝遅すぎることはありません。この20年間により良い乳房再建の技術が開発されました。あらゆる乳房再建の方法に精通した専門の形成外科医を探し、あなたにとって最善の治療法を話し合いましょう。

Q＝10年前に診断と治療を受けましたが、また再発しないか心配です。再発についてはずっと心配しなくてはいけないでしょうか。

A＝再発の恐れは、一度乳がんになったことのある女性がもっとも恐れることです。再発のリスクがもっとも高いのは、最初の2年間です。次の到達目標は、6年後です。その後、再発のリスクは劇的に減少します。1年が過ぎるたびに、自分が健康であり、がんがなくなったと確信できるでしょう。

Q＝現在わたしは乳がんサバイバーですが、いつもの（もしくは代わりの）婦人科腫瘍専門医に経過を診てもらったほうがいいでしょうか？

A＝乳がんサバイバーにとって、卵巣がんのような他のがんのリスクが気になりますが、家族に卵巣がんの人がいるか、卵巣がんになりやすい乳がん遺伝子があるとわかっているのでない限り、通常はわざわざ腫瘍専門医に診てもらう必要はありませんが、乳がんに精通している婦人科医に診てもらうことは大事なことです。

ホルモン補充療法（HRT）では管理できない閉経後の治療や綿密な乳がんの検査などのように、サバイバーになったあとに直面する問題は、以前に直面した問題とは違います。現在かかっている婦人科医の知識は、根拠があるかどうか確認しましょう。そして、乳がんサバイバーの治療に知識のある別の婦人科医に変えるほうがいいかどうか、判断しましょう。

Q＝腫瘍マーカー（血液検査）で乳がんの診断はできますか？

A＝乳がんの腫瘍マーカーとしては、CEA、CA15－3、NCC－ST－439が広く用いられています。腫瘍マーカーは2～3種類を組み合わせて使うのが一般的です。腫瘍マーカーはがん再発時における病状の把握や、治療効果を確認する手立てとして用いられていますが、早期診断の目的には使用されていません。

The Breast Care Site.com
ブレストケア・サイト・コム http://www.thebreastcaresite.com/tbcs 乳房の健康と乳がんについての情報を提供している
Y-Me National Breast Cancer Organization
あなたとわたしの国立乳がん組織 http://www.networkofstrength.org/ 乳がんになったすべての人に情報とサポートの提供を行っています。精神的なサポートが必要な人の全米ホットライン、子どものコーナー、地域ごとのマンモグラフィーのある施設情報、最新のイベントを行う公の教育ワークショップ、教育のためのビデオの貸し出し、子どもの乳がん啓蒙活動までカバーしている
Young Survival Coalition
ヤング・サバイバル・コリーション http://www.youngsurvival.org/ 乳がんのサバイバーとサポーターの唯一の世界的なNPO組織で、若い女性と乳がんの問題に取り組んでいる。活動と啓蒙を通して、この組織は40歳以上の女性の乳がんの医学研究などに貢献している
Breastcancer.org
乳がんオルグ http://www.breastcancer.org/ もっとも信頼できる完璧で最新の乳がんの情報を提供しているNPO組織。乳がんについての複雑な医学や個人的な情報を患者さんとその家族が理解できるように助け、彼らが自分で最善の診断ができるようにすることを使命にしている
Living Beyond Breast Cancer
乳がんを越えて生きる http://www.lbbc.org/ 最近乳がんと診断された人、治療中の人、最近治療が終わったばかりの人、何年かたった人、進行性（転移性）乳がんとともに生きている人など、あらゆる人を助ける活動をしている組織
People Living with Cancer
がんとともに生きる人びと http://www.asco.org/portal/site/patient/ アメリカ腫瘍学協会（ASCO）の患者さん向けの情報サイトで、患者さんがその家族や治療の決断をできるように手助けしている。ウェブサイトでは、85ものタイプのがんについての情報、臨床試験、がんとの付き合い方、副作用、腫瘍内科医を探すデータベース、患者サポート組織情報などを提供している

●アメリカの情報と団体

（団体名、団体名の日本語訳、URL、特徴の順に掲載）

The American Cancer Society's Breast Cancer Network
国立がん研究所のがん情報サービス http://www.cancer.org 全米を通じて公認されている、地域に根ざした組織。ウェブサイトでは、臨床試験の情報や、新たに乳がんとわかった人びとに個々にサポートを提供している。さらに臨床試験の情報（あらたに乳がんと診断された患者に１対１のサポートを提供する）や回復プログラムへの道、乳がんと付き合っていく方法、より良いと感じる方法などのプログラムがある
Johns Hopkins Avon Foundation Breast Cancer
ジョンズ・ホプキンス・エイボン基金乳がんセンター（ブレストセンター） http://www.hopkinsbreastcenter.org/ 全米の総合的ながんセンターの１つで、現在到達できる最先端の乳がんの診断と治療を行っている。ウェブサイトには、無料の乳がん医学情報誌『月刊アルテミス』が公開され、可能な限りもっとも最新の研究結果や乳がんの診断や治療に関する情報が公開されています。また、ウェブサイトの情報は、診断や治療の情報、画像検査、病理診断、乳房再建、乳がんの患者さんの基本的人権宣言などそれぞれのパートで構成されている
The Susan G.Komen Breast Cancer Foundation
スーザン・G・コーメン乳がん基金 http://cms.komen.org/komen/index.htm 乳がんの研究・教育・診断・治療の総合プログラム。アメリカで最大の乳がん研究基金。ウェブサイトから活動への参加方法、募金方法、全米のイベントカレンダーなどの情報が得られる。乳がんの撲滅をめざして、110 以上の地方都市の活動や治癒をめざすレースのイベントを企画している
Mothers Supporting Daughters with Breast Cancer（MSDBC）
乳がんになった娘を支える母親の会 http://www.mothersdaughters.org/ 乳がんと診断された娘を持つ母親にサポートを提供している NPO 団体。無料の「母親ハンドブック」や「娘さんの必携パンフレット」を提供し、乳がんの基本的な情報と治療の情報を提供している。母親が前向きに身体的・感情的・精神的・財政的に支援できるための方法も提供している
Herceptin.com
ハーセプチン・コム http://www.herceptin.com/herceptin/patient/index.jsp 分子標的療法についての基本的な情報、臨床試験やその参加についての情報を、患者さんとその家族にわかりやすく提供しているジュネンテック社が運営するウェブサイト

組織名	ウェブサイト、内容
ブレストキャンサー・ジェーピー (BreastCancer.jp)(アストラゼネカ)	〈http://www.breastcancer.jp/〉 医療従事者向けの治療戦略など
よくわかる乳がん (ブリストル・マイヤーズ株式会社)	〈http://www.bms.co.jp/nyugan/index.html〉 こころのケア、手術後のケアなど
がんサポート情報センター (月刊誌「がんサポート」を運営するエビデンス社)	〈http://www.gsic.jp/〉 最新の研究成果や標準治療、医療情報、患者さんのレポートなど
ここカラダ ((株) アールスリーヘルスケア)	〈http://www.cocokarada.jp/〉 病院探し情報、賢い患者になる情報など
がんサービスステーションTODAY！ (がん患者向けのサービス事業会社、VOL-NEXT)	〈http://www.v-next.jp/〉 納得できる治療、安心できる生活、自分らしい生き方など
乳がんの基礎知識 (女性の病気研究会)	〈http://www.sutaa.net/nyugan/men.php〉 病院を選ぶ基準、乳がんQ&Aなど
日本乳がんピンクリボン運動 (J.POSH)	〈http://www.j-posh.com/〉 ピンクリボン活動を通しての乳がんの啓蒙活動など
キャンサー・ネット・ジャパン (NPO法人)	〈http://cancernet.jp/〉 がん専門看護師による個別相談、がん専門薬剤師によるへるぷデスク、ウィッグ(かつら)のデイリースサービスなど
声を聴き合う患者たち&ネットワーク (VOL-Net) (セルフヘルプサポートグループ)	〈http://www.vol-net.jp/〉 乳がんの用語集など

●役立つ情報源となる組織、団体のウェブサイト

組織名	ウェブサイト、内容
国立がんセンター がん対策情報センターがん情報サービス	〈http://ganjoho.go.jp/public/index.html〉 乳がんの診断や治療など全般
厚生労働省	〈http://www.mhlw.go.jp/〉がん統計など
日本対がん協会 （財団法人日本対がん協会）	〈http://www.jcancer.jp/〉 電話や面接による無料相談、患者さんのグループの紹介、いのちのリレーなどの乳がん啓蒙活動のご紹介など
医療情報サービスMinds（マインズ） （財団法人日本医療機能評価機構）	〈http://minds.jcqhc.or.jp/〉 無料の診療ガイドラインを提供
がん情報サイト （財団法人先端医療振興財団） （一部文部科学省委託事業）	〈http://cancerinfo.tri-kobe.org/〉 アメリカ国立がん研究所（National Cancer Institute = NCI）とライセンス契約して、がん治療の最新情報、治療成績、臨床研究などを公開
乳がん情報ネット （財団法人パブリックヘルスリサーチセンター）	〈http://www.csp.or.jp/network/〉 初めて診断された患者さんへの情報、乳がんQ&Aなど
財団法人がん研究振興財団	〈http://www.fpcr.or.jp/publication/〉 がんの化学療法、放射線療法、統計などの種々のパンフレットをダウンロードできる
癌研有明病院	〈http://www.jfcr.or.jp/hospital/〉 がんに関する診断、治療、遺伝、乳房再建など
がんナビ（日経BP社）	〈http://cancernavinikkeibp.co.jp/〉 患者さんと家族をナビゲートする情報、がんと性生活など
読売オンライン（読売新聞）	〈http://www.yomiuri.co.jp/iryou/index.html〉 最近の診療トピックスなど
乳がんインフォ（大鵬薬品）	〈http://nyugan.info/〉 抗がん剤と放射線療法と食事の工夫など
オール・アバウト・乳がんインフォ （All about乳がん.info）（大鵬薬品）	〈http://nyugan.info/allabout/〉 患者さんと家族のサポートなど
乳がんジェーピー（乳がん.jp） （アストラゼネカ）	〈http://www.nyugan.jp/〉 医師とのコミュニケーションなど
がんになっても（アストラゼネカ）	〈http://www.az-oncology.jp/〉がんとこころ、心の痛みについてなど

鹿児島県	鹿児島大学病院
東京都	公立学校共済組合 関東中央病院
神奈川県	神奈川県立がんセンター
長野県	長野赤十字病院
長崎県	佐世保市立総合病院
愛知県	名古屋市立大学病院
東京都	東邦大学医療センター大橋病院
千葉県	順天堂大学医学部附属浦安病院
千葉県	国立がんセンター東病院
千葉県	独立行政法人 国立病院機構 千葉医療センター
東京都	東京女子医科大学病院
神奈川県	聖マリアンナ医科大学病院
福井県	福井赤十字病院
愛知県	トヨタ記念病院
東京都	順天堂大学医学部附属練馬病院
東京都	社会福祉法人三井記念病院
福島県	財団法人星総合病院

http://www.mhlw.go.jp/topics/bukyoku/isei/sensiniryo/kikan02.html

●乳がんの内視鏡手術を行っているおもな病院

病院名	住所	電話
東京医科歯科大学大学院 消化機能再建学分野	東京都文京区湯島1-5-45	03-5803-5261
東京大学医科学研究所 外科	東京都港区白金台4-6-1	03-3443-8111
日本大学医学部 第三外科	東京都千代田区神田駿河台1-8-13	03-3293-1771
亀田メディカルセンター 乳腺センター乳腺外科	千葉県鴨川市東町929	0470-92-2211
石川県立中央病院 一般消化器外科	石川県金沢市鞍月東2-1	076-237-8211
滋賀医科大学 外科学乳腺一般外科	滋賀県大津市瀬田月輪町	077-548-2111
済生会滋賀県病院 乳腺胸部外科	滋賀県栗太郡栗東町大橋2-4-1	077-552-1221
京都府立医科大学 内分泌乳腺外科	京都市上京区河原町広小路梶井町456	075-251-5534
大阪大学大学院 腫瘍外科	大阪府吹田市山田丘2-2-E10	06-6879-3772
鳥取大学医学部 第二外科	鳥取県米子市西町36-1	0859-34-8113
公立学校共済組合九州中央病院 乳腺外科	福岡県福岡市南区塩原3-23-1	092-541-4936
日本医科大学武蔵小杉病院 外科	神奈川県川崎市中原区小杉町1-396	044-733-5181

※乳腺内視鏡手術研究会のサイトには医師名も出ています。

役立つリスト

●先進医療でセンチネルリンパ生検が可能な医療機関の一覧

長野県	国立大学法人 信州大学医学部附属病院
埼玉県	防衛医科大学校病院
東京都	国立がんセンター中央病院
大阪府	大阪府立成人病センター
愛知県	愛知県がんセンター中央病院
愛知県	国立大学法人 名古屋大学医学部附属病院
北海道	札幌医科大学附属病院
兵庫県	神戸大学医学部附属病院
宮城県	東北大学病院
熊本県	熊本大学医学部附属病院
北海道	旭川医科大学病院
福岡県	産業医科大学病院
大阪府	大阪市立大学医学部附属病院
福岡県	公立学校共済組合 九州中央病院
長野県	長野県厚生農業協同組合連合会 佐久総合病院
福岡県	独立行政法人 国立病院機構 九州医療センター
新潟県	新潟大学医歯学総合病院
大阪府	近畿大学医学部附属病院
群馬県	前橋赤十字病院
東京都	財団法人聖路加国際病院
岡山県	岡山大学病院
埼玉県	さいたま赤十字病院
愛知県	名古屋第二赤十字病院
大分県	大分大学医学部附属病院
福岡県	社会保険久留米第一病院
京都府	京都府立医科大学附属病院
新潟県	新潟県立がんセンター新潟病院
神奈川県	学校法人 北里学園 北里大学病院
東京都	昭和大学病院
北海道	北海道大学病院
福岡県	独立行政法人 国立病院機構 九州がんセンター

ま行

や行

ら行

欧文

た行

な行

は行

索引

あ行

か行

◉著者紹介

Lillie Shockney（リリー・ショックニー）

アメリカのジョンズ・ホプキンス・エイボン基金・乳がんセンター（ブレストセンター）所長。聖ジョゼフ大学健康管理学士、ジョンズ・ホプキンス大学管理学修士を持つ乳がん専門看護師。1992年（38歳）のときの最初の乳がんを含め、二度の乳がんを克服。以降、ブレストセンターでのサバイバー・ボランティア育成に携わる。看護の質を維持するプログラム、患者教育プログラム、サバイバー・ボランティア・プログラムなどに深く関わり、世界中の乳がん患者の看護に影響を与えている。乳がんサバイバーのQOL等に関する臨床研究も行なっている。乳がんに関する13冊の著書を出版し、乳がんに関する講演家でもある。NPO「乳がんになった娘を支える母親の会」の共同設立者・副会長。2001年春発行のJournal of Oncology Navigation and Survivorshipの主任編集者。全米の主要な放送局（ABCニュースやCNN等）の乳がんコンサルタント。活発な活動・研究で数々の賞を受賞、現在はジョンズ・ホプキンス大学医学部の外科・婦人科・腫瘍内科・産科教室の准教授、ジョンズ・ホプキンス大学看護学部の准教授として優れた才能を発揮している。

主著：*Breast Cancer Survivor's Club: A Nurse's Experience*, Windsor House Pub Group,1999.

Stealing Second Base: A Breast Cancer Survivor's Experience and Breast Cancer Expert's Story, Jones and Bartlett Publishers, 2007

Breast Cancer Survivorship Care: A Resourse for Nurses, Jones and Bartlett Publishers, 2009.

◉編訳者紹介

青木美保（あおき・みほ）

1965年生まれ。1988年高知女子大学看護学科卒。2012年3月お茶の水女子大学遺伝カウンセリングコース修士課程修了。同博士課程在籍中。看護師、保健師、衛生管理者として、約20年間勤務、乳がん女性のための団体「We Can Fight（ウィメンズ・キャンサー・ファイター・サポート）」主宰。40歳と半年の時に、左胸のしこりに自ら気づき、左乳がんと診断される。乳がんは、約半年間の抗がん剤治療を受けて病理的に消失し、再発予防のため放射線療法に続きホルモン療法中。治療の過程で感じた様々な疑問、自分にとって最善の病院や医療者といかに出会うか、氾濫する情報の中から正確かつ必要な情報をいかに収集、選択すればいいかなど、同じ体験をもつ女性たちに伝えたいという思いを強くする。そのプロセスでジョンズ・ホプキンス・エイボン基金・ブレストセンターを見学し、本書の原著者リリー・ショックニーさんと、本書の原著に出会う。

他の編訳書：『再発・転移性乳がんを生きるための100の質問』（彩流社）

We Can Fightホームページ　http://wecanfight.org

生きるための乳がん

あなたが決める　克服するための医療

2008年9月30日　第1版第1刷発行
2012年6月26日　第1版第2刷発行

著　者　リリー・ショックニー

編訳者　青木美保

発行者　小番伊佐夫

発行所　株式会社 三一書房
〒101-0051 東京都千代田区神田神保町3-1-6
電話 03(6268)9714
FAX 03(6268)9754
振替 00190-3-708251
URL: http://31shobo.com/

装丁　臼井弘志
DTP製作　臼井デザイン事務所
印刷・製本　株式会社 厚 徳 社

価格はカバーに表示してあります。
落丁・乱丁本は、ご面倒ですが小社営業部宛にお送り下さい。
ISBN978-4-380-08216-0